DES AFFECTIONS

COUENNEUSES

DU LARYNX

PAR

LE Dr MORAX

ANCIEN INTERNE DES HOPITAUX DE PARIS

PARIS

ADRIEN DELAHAYE LIBRAIRE-ÉDITEUR

PLACE DE L'ÉCOLE DE MÉDECINE

1864

DES AFFECTIONS

COUENNEUSES

DU LARYNX

PAR

LE Dr MORAX

ANCIEN INTERNE DES HOPITAUX DE PARIS

PARIS

ADRIEN DELAHAYE, LIBRAIRE-ÉDITEUR

PLACE DE L'ÉCOLE DE MÉDECINE

1864

AFFECTIONS COUENNEUSES

DU LARYNX

> « L'existence d'une concretion dans le larynx n'est pas l'indice d'un seul et même mode inflammatoire »
>
> (BRETONNEAU)

INTRODUCTION

Quand d'un coup d'œil général on examine l'état de la science sur les affections pseudo-membraneuses, on reconnaît deux doctrines bien tranchées.

D'un côté toute une école, sans tenir compte des conditions dans lesquelles se produisent les lésions, affirme que toute exsudation fibrineuse plastique qui se développe sur une muqueuse ou sur la peau dénudée dépend d'une maladie spéciale, la diphthérite ou diphthérie.

D'un autre côté, de nombreux nosologistes élevent des objections sérieuses contre cette manière d'interpréter les faits, et à ce tout uniforme substituent des espèces pathologiques variées qui n'ont de commun

entre elles que quelques caractères anatomo-pathologiques.

Nous croyons, après avoir cherché la vérité avec
labeur et persévérance, que l'opinion représentée par
la seconde école est la plus conforme aux faits et aux
saines doctrines médicales. L'erreur de la première tient à l'importance qu'elle attribue aux lésions. Nous ne voulons pas oublier les progrès réels
que l'organicisme a fait faire à la médecine en lui
donnant des méthodes rigoureuses de diagnostic, en
la rendant plus exacte et plus scientifique ; mais cette
philosophie eut le tort de ne pas comprendre que
toute altération matérielle n'est elle-même qu'un résultat dépendant de la vie, et de ne pas remonter aux
causes de ces lésions.

Aujourd'hui la réaction est venue et la génération
médicale actuelle proteste contre ces vues restreintes.
Nulle part la nécessité de la connaissance de la cause
morbide n'est mieux démontrée que dans les travaux
des médecins de l'hôpital Saint-Louis. L'école française cherche a asseoir la dermatologie sur la triple
base du siége anatomique, du caractère de la lésion
et de la cause morbide ; elle donne à la nature de la
lésion la proéminence qui lui convient sur la forme.

Si les affections des membranes muqueuses ne sont
pas aussi bien connues que celles de la peau, c'est
qu'on a dévié de la voie tracée par Bretonneau. « Les
inflammations des membranes muqueuses, dit cet éminent praticien (1), n'offrent peut-être pas des caractères moins variés que les phlegmasies cutanées dont

____

(1) *Traite de la diphtherite*, 1826, p 9

la classification a tant exercé le talent des nosogra-
phes » La plupart des médecins ont négligé ces aver-
tissements, et ont paralysé le progrès en interprétant
d'une manière erronée la nouvelle espece morbide signalée par le médecin de Tours. Bretonneau s'aperçut
du danger et protesta vivement contre ces faux juge-
ments.

« J'ai cédé, dit-il (1). au désir d'obtenir d'un nom
spécifique la distinction d'une phlegmasie spécifique,
et qu'il importait de ne pas confondre avec d'autres
affections qui n'avaient avec celle-la que des traits de
ressemblance. L'application de cette dénomination
faite chaque jour a contre-sens me prouve du reste que
j'ai eu tort.«

Nous pensons comme lui qu'il eût mieux valu éviter
de définir la maladie par son principal symptôme, et
lui donner un nom plus vague, par cela même moins
contestable. Il ne faudrait pas trop s'étonner qu'on ait
pris le nom pour la chose, car les mêmes errements
se retrouvent dans l'histoire de plusieurs maladies.
Bright, par exemple, ne croyait nullement que l'altération rénale fût indispensable à la production de
l'albuminurie, et malgré ses protestations (2), on con-
fondit longtemps l'ensemble pathologique que le médecin de Guy's Hospital avait fait connaître avec l'un
des phénomènes qui constituent cet ensemble. Addison
ne regardait pas la lésion des capsules surrénales
comme la cause constante de la maladie qui porte
son nom. Cependant que d'auteurs pour qui maladie

(1) *Arch gen. de medecine*, 1855, p 6
(2) Voir le savant travail de M Jaccoud *des Conditions pa-
thogénetiques de l albuminurie* Paris, 1860 p 5 et 16

bronzée d'Addison et altération des capsules surrénales sont tout un (1) !

Nous avons cherché à reprendre la route créée
par Bretonneau, et nous nous sommes limité au larynx,
parce qu'il nous semble que l'étude des affections
pseudo-membraneuses de cet organe est encore très-
confuse. Nous n'avons pas reculé devant les difficultés
d'une pareille tâche, bien que connaissant *Quid ferre
valeant humeri*, soutenu que nous étions par le désir
d'atteindre la vérité. Nous serions heureux d'avoir
contribué à démontrer que les laryngites couenneuses
forment, comme les angines, un genre qui a beaucoup d'espèces.

Aucun traité didactique ne renferme l'histoire complète de ces affections; les aigues sont confondues
avec le croup diphthéritique, les chroniques sont niées.
Nous avons dû glaner un peu partout, en nous inspi-
rant des principes généraux qui ont conduit à la découverte des angines couenneuses, simples, de l'angine herpétique, etc.

Puissions-nous avoir bien fait ressortir l'influence
de l'étiologie dans ces affections, persuadé que nous
sommes que, sans la connaissance des causes, il n'y a
pas de bonne thérapeutique possible. Or, le but de
notre art n'est-il pas de guérir?

(1) Voir *Maladie d'Addison*, par L. Martineau, 1864

CONSIDERATIONS GÉNERALES.

L'ensemble de ce travail démontrera, nous l'espérons du moins, que la spécificité ne réside ni dans les symptômes, ni dans les lésions, mais seulement dans les causes morbides. C'est pour avoir négligé ces principes fondamentaux de la pathologie que la plupart des médecins ont erré dans le sujet qui nous occupe. Ceux qui jadis refusaient la spécificité de la diphthérie s'appuyaient sur la création possible de fausses membranes ; et aujourd'hui ceux qui voient la diphthérie sous tout pseudo-plasme se laissent également impressionner par l'anatomo-pathologie.

Nous ne pouvons rechercher ici pourquoi et comment l'économie répond de la même manière a des excitations diverses.

M. Gubler a développé cette thèse avec son talent habituel dans un remarquable travail sur l'herpès du pharynx (1). Voici l'explication qu'il donne de cette similitude des lésions locales ou des symptômes : « Les actes vitaux soumis à une dépendance réciproque par les lois de subordination relative et de sympathie se coordonnent régulièrement entre eux et se commandent les uns les autres ; il suffira par conséquent de provoquer n'importe par quel moyen un changement dans une fonction de l'économie pour que le trouble aille retentir de toutes parts et que l'on voie se dérouler dans un ordre déterminé d'avance la succession des nombreux phénomènes qui en dérivent.

(1) Memoire sur l'herpes guttural, *L'union medicale*, 1858.

A cette première condition de similitude dans les effets des deux causes morbides il faut en joindre une
seconde. Malgré leur différence de nature, plusieurs
agents pathogéniques peuvent néanmoins affecter une
certaine analogie d'allure dans leur évolution lente et
rapide, dans les organes qu'ils frappent de préférence
ou les surfaces qu'ils choisissent pour voie d'élimination et jusque dans le travail local le processus morbide qui le caractérise.

C'est l'histoire des virus variolique et morveux, si
bien que les premiers exemples de morve aigue chez
l'homme ont été pris par les observateurs les plus distingués pour des cas de variole anormale ou maligne.
Ainsi d'une part les faits témoignent contre l'existence
des lésions spécifiques et des symptômes pathognomoniques dans le sens absolu et rigoureux de ces expressions ; d'un autre côté les lois de l'organisation expli-
quent de la manière la plus satisfaisante l'identité ou
la quasi-identité des altérations dynamiques ou maté-
rielles nées sous l'influence de causes essentiellement
différentes.

Nous ne prétendons pas que toutes les affections
couenneuses aient des symptômes absolument semblables ; nous croyons au contraire qu'il est possible de
les différencier dans une certaine limite. Il est probable
que l'anatomie pathologique trouvera des caractères
spéciaux qui permettront de remonter à la cause. La
forme, l'étendue, la consistance et l'aspect varieront
avec les circonstances qui ont amené ces productions :
la structure restera la même parce que le mode n'a
pas changé.

Ce n'est pas ici la place de discuter si la fibrine,

cet élément important des pseudo-membranes, est une
transsudation spéciale du sang, comme le pensent la
plupart des auteurs, ou si cette fibrine est un produit
local fourni par le tissu sur lequel elle se trouve,
ainsi que le professe Virchow (1) pour qui l'augmentation de fibrine du sang dans les maladies inflammatoires tient à la même cause. C'est une question intéressante de physiologie pathologique pure qui ne peut
nous apporter d'utiles éclaircissements. .

M. Gubler (2) fait dépendre la sécrétion plastique
des circonstances suivantes : de la nature spéciale de
la cause pathogénique, de la diathèse plasmatique du
sujet, de l'aptitude particulière du tissu, de l'intensité
du travail inflammatoire et de la tendance ulcéreuse
ou éruptive.

Le titre général de notre travail indique le point de
vue où nous nous sommes placé. Le terme de laryngite couenneuse eût mal exprimé notre pensée, car
nous croyons qu'il convient de ne point appeler inflammation du larynx des états morbides qui peuvent
n'avoir rien de commun avec les phlegmasies propre-
ment dites (3); cependant il nous arrivera d'employer
ce terme pour éviter des répétitions

Nous pensons nous être conformé à l'usage général
en subordonnant l'affection à la maladie. Notre excuse
à ceux qui nous reprocheront d'employer ces expressions d'une manière fautive (Monneret, Bouchut, Fournier) est dans le profond désaccord qui règne entre

(1) *Pathologie cellulaire*, trad Picart. Paris, 1861, p 135 et 329
(2) *Archiv gen de med* , 5ᵉ serie, t XVI, p 737
(3) Voir les Considerations de M Racle et Lorain, dans Valleix,
Guide du medecin praticien 4ᵉ edition, p 406.

les nosologistes sur ce sujet. Nous nous serons trompé avec des maîtres (Tardieu, Bazin, Jaccoud) (1). En précisant notre manière de voir, la maladie représentant pour nous l'entité morbide, nous espérons avoir désarmé une critique par trop sévère.

Nous considérons les affections couenneuses comme étant des états morbides qui ont pour caractère commun la concrétion fibrineuse, et qui dépendent de maladies différentes par leur nature, leurs symptômes et leur marche.

Quelques médecins pourront penser qu'il eût été préférable d'intituler ces pages, *Recherches sur le croup*. Mais qu'est-ce que le croup ? Question bizarre au premier abord, car quel terme semble mieux compris, et paraît répondre mieux à une maladie bien connue ? Cependant cette uniformité d'entente se dissipe quand on examine les choses de près, et l'on découvre que plusieurs maladies ont été confondues sous la même dénomination. Pour connaître la valeur de ce mot il est bon de remonter a son origine et de suivre ses transformations successives avec les diverses écoles médicales.

Home (2) qui le premier en 1765 se servit du mot *croup* pour une maladie de l'espèce humaine (en Ecosse le mot de croup étant usité pour désigner la pellicule qui se forme à la pointe de la langue chez les poules affectées de pépie) l'appliqua à une maladie particulière de la trachée à symptômes graves, caractérisée par la présence de fausses membranes.

(1) Voir, sur ce sujet, le savant article critique de M Jaccoud, *Gazette hebdomadaire*, 1860, 27 avril

(2) *Recherches sur la nature, les causes et le traitement du croup*, trad Ruette Paris, 1809

Le mot fit rapidement fortune ; mais on s'en servit pour toutes les affections laryngées aiguës avec accès de suffocation et phénomènes d'asphyxie (Valentin, Albert, Vieusseux).

Plus tard on ne se basa plus sur les symptômes, mais sur les lésions. Ainsi Royer-Collard, Frank, n'entendent par croup que les affections pseudo-membraneuses, laryngées, trachéales ou bronchiques.

En 1826 Bretonneau fit du croup une manifestation de la diphthérie, une laryngite pseudo-membraneuse spécifique. C'était donner à la cause la principale valeur. Ce qui pour Bretonneau distinguait le croup des autres laryngites, ce n'était pas tant la fausse membrane que la nature spéciale de cette production. Il fait plus que de signaler la possibilité d'une affection laryngée pseudo-membraneuse non diphthéritique, il en donne des exemples et une description sous le nom d'angine membraneuse ou polypeuse.

Guersant, M Trousseau, propagèrent avec éclat ces nouvelles doctrines. Le premier commit une assez singulière inconséquence, qu'il reconnut du reste plus tard. Ce fut de désigner sous le nom de faux croup la laryngite striduleuse et de prendre le caractère distinctif de ces deux espèces morbides (croup et faux croup) dans la pseudo-membrane. Que devenait la laryngite polypeuse de Bretonneau ?

Les nombreux disciples de ces maîtres continuèrent à appeler croup la diphthérie du larynx. Mais dépassant les idées de Bretonneau ils firent de toute laryngite membraneuse une affection diphthéritique.

Quelques médecins, en petit nombre il est vrai, reviennent à l'interprétation du commencement du siè-

cie, et désignent sous le nom de croup les affections
pseudo-membraneuses du larynx, indépendamment de
toute idée de nature.

Beaucoup d'auteurs allemands, se basant aussi sur
la lésion, ont altéré la signification première du mot
de croup, et donnent ce nom à toutes les productions
pseudo-membraneuses, sans tenir compte de leur
siége; on a ainsi le croup des paupières, le croup intestinal, le croup des tubes urinifères (Virchow, Rokitansky, Clémens, etc.). Nous croyons qu'il est bon de
conserver la notion du siége.

Nous n'entendrons par croup que les affections
pseudo-membraneuses du larynx et de la trachee. Ce
n'est qu'après de sérieuses réflexions et même avec un
certain regret, que nous nous sommes décidé pour ce
dernier sens, dont l'avantage est de ne pas préjuger
la nature de l'affection.

Ce qui nous entraîne à conserver cette interprétation vague, c'est que cela répond mieux aux besoins de
la clinique. Le mot est consacré; il est piélerable de
chercher à le préciser que de créer des expressions
nouvelles qui ne servent qu'a surcharger la science. Il
ne désignera plus une maladie déterminée, mais un
ensemble de symptômes et de lésions, dont il faudra
rechercher avec soin la nature. Comme J. Frank (1),
«nous avons piéféré ce mot barbare parce qu'il est
vulgaire, parce qu'il n'est lié à aucune idée erronee,
parce qu'il ne représente rien et n'établit aucune hypothèse. »

(1) *Traite de pathologie inter e p* i Joseph Frank, trad. de Bayle,
t II, p 82.

Admettre plusieurs espèces de croup, c'est avouer
l'impossibilité d'une description commune; aussi ne
comprenons-nous pas l'auteur, qui tout en prétendant
reconnaître ces causes différentes, ne décrit pas moins
fidelement les périodes classiques, vraies seulement
pour le croup diphthéritique. Nous ne donnerons pas
un tableau d'ensemble, mais nous chercherons à reconnaître la nature de ces diverses affections. Bien
souvent nous poserons les questions sans les résoudre,
laissant à d'autres plus heureux le soin de compléter
cette etude; mais nous serions satisfait néanmoins si
nous avons su mettre en relief ces problèmes intéies-
sants et trop méconnus.

Dans une première partie, nous étudierons les affections pseudo-membraneuses artificielles du larynx,
celles que l'on observe dans l'inflammation, le catarrhe, l'herpès, la diphthérie, la scarlatine, la rougeole,
l'érysipèle, les cachexies, la syphilis.

Le traitement fera le sujet d'une seconde partie.

PREMIÈRE PARTIE

A. Affections aiguës

CHAPITRE 1er.

AFFECTIONS COUENNEUSES DU LARYNX PRODUITES EXPERIMENTALEMENT.

Croup artificiel.

Devons-nous chercher dans les expériences physiologiques la cause réelle des productions pseudo-membrancuses? Nous ne le pensons pas Sans aucun doute la physiologie a fait faire de sérieux progrès à la pathologie ; elle a contribué au diagnostic précis des lésions ; elle a éclairé la plupart des phénomenes morbides ; elle a montré les troubles résultant de l'altération des organes, des tissus, des humeurs ; mais elle est impuissante à reproduire les différentes causes qui viennent attaquer l'économie, et par cela même ne peut tout expliquer.

Refuser l'intervention de la physiologie qui donne la clef des symptômes serait se priver d'un précieux auxiliaire et méconnaître les découvertes modernes qui lui sont dues. Vouloir en faire le seul arbitre serait peut-être encore plus dangereux.

Pour ne pas sortir du sujet qui nous occupe, la physiologie est ici un guide fidèle, c'est par elle qu'on a

compris la gravité des troubles des fonctions respiratoires; c'est elle qui nous permet de suivre pas à pas
la marche de la maladie, en interprétant les divers
symptômes. Nulle part, peut-être, la connaissance de
l'état normal n'est plus importante.

Nous ne pouvons mieux faire que de renvoyer à
l'excellent travail de notre collègue Lallement (1), consacré tout entier à montrer cet accord parfait entre les
données physiologiques et les symptômes du croup.
Nous n'appelons pas ici la physiologie expérimentale
dans le même but. Nous lui demandons l'explication
des productions nouvelles et certaines de leurs conditions.

Depuis longtemps déjà on est arrivé à produire des
pseudo-membranes sur les muqueuses; ces expériences
sont trop connues pour que j'insiste ; elles ont été répétées par trop d'observateurs pour qu'on puisse les
mettre en doute. Toutes n'ont pas la même importance ; ainsi dans quelques-unes de Double, d'Albers (2), de Duval de Brest, de Horsch, de Saissy (3),
les pseudo-membranes faites au moyen d'acides peuvent être le résultat d'une simple action chimique; celles
qui naissent par l'action des irritants (4) sont beaucoup
plus probantes ; la part prise par l'organisme ne peut
y être contestée. Elle est tellement évidente que les
mêmes expériences ne donnent jamais des phénomènes
identiques; il faut que l'économie juge les impressions,

(1) *De l'Element nerveux dans le croup*, thèse 1864
(2) Voir rapport de Royer-Collard, *loc cit*, p. 107, 172.
(3) *Dict de chir et med veterinaires* de Hurtrel d'Arboval Paris, 1826, t I, p 380, 382
(4) Bretonneau, *loc cit*, p 355.

et ses réactions ne sont pas semblables à celles qui se passent dans une cornue, ainsi que le déclarent les chimiatres qui n'ont pas conscience de la vie.

On a trop souvent tiré de ces expériences des inductions fâcheuses. Ainsi de ce que, par une irritation de la muqueuse laryngée, on amène des signes d'inflammation violente et finalement des fausses membranes, on a voulu en déduire la nature du croup et n'en faire qu'une simple inflammation. Ce raisonnement est entièrement fautif De ce qu'il est possible de déterminer sur la peau par des frictions stibiées, une éruption de pustules semblables à celles de la variole, s'ensuit il que la variole soit une inflammation? Evidemment non! Guersant (1) avait déjà bien compris qu'on ne peut comparer l'action d'un agent chimique et celle d'une cause organique spontanée.

Les belles études de Virchow ont montré, en confirmant ce que la clinique avait appris, que l'inflammation n'est plus une unité pathologique. Le mode de développement de l'inflammation, des tissus hétérogènes, des tumeurs, du cancer, du tubercule, est identique au début, et il est impossible histologiquement de savoir ce qui adviendra de cette première phase; bientôt les altérations se prononcent et varient suivant la cause qui préside a ces processus morbides.

Une des gloires de Bretonneau est d'avoir créé la doctrine des inflammations spécifiques, et d'avoir rendu à la spécificité son vrai rôle dans les maladies.

Ce n'est pas sur la forme de la fausse membrane, sur sa texture, sur sa composition intime qu'il s'appuie

---

(1) Dictionnaire en 30 vol tome IX. p 338,

pour distinguer la laryngite pseudo-membraneuse ar-
tificiellement produite et le croup diphthéritique, mais
sur la marche de la maladie, l'extension de ces productions nouvelles et sur la terminaison.

La pathologie expérimentale nous donne donc une
des causes des affections couenneuses, comme elle indique certaines conditions de l'albuminurie (1), et
explique toute une catégorie d'éruptions cutanées (2).

Les applications cliniques en sont restreintes, dans
la pathologie humaine du moins Car chez les animaux
nous retrouvons plusieurs faits qui s'en rapprochent.
Un exemple bien connu est celui rapporté dans Valentin (3).

« Le Dr Palloni, secrétaire de l'Académie italienne à
Livourne, m'a mandé qu'il a connu l'enfant d'un apo-
thicaire, attaqué d'une angine ayant tous les caractères du croup et dont il périt, pour avoir été exposé
longtemps au gaz muriatique oxygéné. L'ouverture du
cadavre, dit-il, fit découvrir dans l'intérieur de la tra-
chée-artère et d'une partie des bronches, une fausse
membrane blanche, mais que l'on ne pouvait détacher
que difficilement avec l'instrument. »

MM. Rilliet et Barthez refusent avec raison de voir
dans ce fait une affection diphthéritique, mais des cas
semblables de laryngite couenneuse non spécifique
peuvent se retrouver dans certaines conditions de
température.

(1) Olivier, *Essai sur les albuminuries produites par l'élimination des substances toxiques* Paris, 1863.
(2) *Des Eruptions médicamenteuses pathogénétiques* par L. Guérard these Paris, 1862
(3) *Recherches sur le croup*, par Valentin Paris 1812 p 483.

CHAPITRE II.

AFFECTIONS COUENNEUSES AIGUËS NON DIPHTHERI-TIQUES DU LARYNX.

Croups non diphtheriques.

Dans les écrits antérieurs à Bretonneau on avait réuni sous le nom de *croup* plusieurs maladies différentes que nous avons cherché à distinguer. Nous ne parlerons ici que des cas dans lesquels l'existence d'une fausse membrane n'était pas douteuse, et qui n'ont pas été confondus avec des laryngites striduleuses.

Les croups observés par Ghizi de Crémone, en 1747, sont pour nous de nature diphthéritique, car, dans la même épidémie, on trouvait des angines accompagnées d'ulcérations à la gorge (1).

La description célèbre de Home n'indique rien de bien spécifique ; la maladie n'est pas contagieuse, débute par la partie supérieure de la trachée et ne présente que des phénomenes d'asphyxie. A l'autopsie, on ne trouve que des fausses membranes très-limitées.

Dans les ouvrages envoyés pour le concours de 1808, nous ne voyons pas non plus des caractères évidents de diphthérie. Le croup décrit par Jurine debute par le larynx (2) ou par la trachée : c'est une

(1) *Histoire medicale des maladies epidemiques, contagieuses et epizootiques,* par Ozanam. Lyon, 1835, t I, p. 238

(2) Rapport de Royer-Collard dans *Precis de Bricheteau* p. 17.

affection catarrhale de la membrane muqueuse de ces parties, produite par une irritation inflammatoire spéciale, toujours compliquée d'une irritation spasmodique locale et ordinairement accompagnée, à une époque plus ou moins voisine de l'invasion, d'une concrétion de forme et d'apparence membraneuse qui se développe dans l'intérieur du canal aérien.

Les symptômes sont : toux rauque, inspiration sifflante, oppression, fréquence du pouls, coloration du visage. La mort arrive par asphyxie. et jamais nous ne trouvons les signes d'intoxication du croup infectieux.

Jurine ne parle ni d'angine, ni d'engorgement ganglionnaire; or, ces symptômes, s'ils avaient existé, n'eussent pas échappé à son observation, car il établit le diagnostic du croup avec l'angine pharyngée, avec l'angine gangréneuse et aphtheuse, qu'il n'a jamais vue... Enfin, pour lui, le croup n'est jamais contagieux; or Jurine était dans les meilleures conditions pour juger ce point Vieusseux, qui pratiquait avec lui à Genève à la même époque, nie aussi la contagion de cette maladie. Pour ces deux auteurs, le croup se manifeste surtout pendant les épidémies d'affections catarrhales.

Le croup étant, pour Jurine, le produit de la suppression de la transpiration, n'a pas de cause spécifique. Il cherche à établir une comparaison entre le croup et les aphthes, dont il ne fait cependant pas deux affections de même nature (p. 47); on trouve dans son Mémoire couronné deux cas de croup accompagnés d'aphthes.

Observation Dans le premier cas, il s'agit d'une petite fille de 16 mois qui, après une promenade, eut un peu de toux, qu'on attribua a sa dentition.

Le jour suivant, 11 janvier, on remarqua qu'elle avait de la fièvre, de l'oppression, des vomissements, une toux rauque et le timbre de la voix altéré Le 12, dans la nuit, accès de toux, oppression, fièvre. Le médecin trompe, dit Jurine, par la présence de quelques aphthes dans la bouche, se contenta de prescrire un collutoire au miel rosat. Le 17, la respiration était toujours gênée, dans les matières rejetées par un vomissement on distingue de petits lambeaux de concrétions de la grandeur de l'ongle. Le 19, mort dans un accès de suffocation A l'autopsie, on trouve une concrétion tubiforme mince, longue d'environ 4 centimètres, adhérant fortement au larynx La membrane trachéale était couverte de mucosités et ne paraissait pas enflammée

Dans ce cas il est difficile d'établir la relation ; les aphthes ne sont-ils que secondaires, ou s'agit-il d'un croup herpétique?

Observation Le second fait, intitulé *croup des bronches, compliqué d'aphthes* (1), rapporte l'observation d'un enfant de 5 ans et demi, qui fut atteint, en novembre, d'une toux rauque qui dura sept a huit jours, sans être accompagnée d'aucun autre symptôme alarmant Le 26, dans la nuit, accès de suffocation que ne calment ni les sangsues, ni un vomitif, ni un vesicatoire, ni un bain. Le 27, on aperçut dans l'arrière-bouche une couche de matière muqueuse concrète, blanchâtre, *ressemblant parfaitement à une couche aphtheuse*, qui n'offrait aucun caractère de l'angine gangréneuse (p 223). Dyspnée alarmante Mort le 28, a six heures du matin. A l'autopsie, on trouva l'arrière-bouche, les amygdales, le voile du palais et la base de la langue cou-

(1) *Loc cit.*, p 222.

verts d'un enduit aphtheux, la membrane du larynx était tapissée de mucosités. La partie inférieure de la trachée était
enduite de matières épaisses, visqueuses, jaunâtres, qui tapis-
saient la presque totalité de ce canal et s'étendaient jusqu'aux
dernières ramifications des bronches.

Était-ce réellement un croup diphthéritique, ainsi
que le pensent MM. Rilliet et Barthez? Nous ne tran-
cherons pas une question aussi délicate.

Le mémoire de Vieusseux nous amènerait aux mêmes
conclusions que la lecture de celui de Jurine. L'œuvre
d'Albers est moins instructive, parce qu'étant une
description plus didactique, elle contient moins de
faits.

Les différentes espèces de croup, de Double (1) :
croup catarrhal, inflammatoire, nerveux étaient certainement des expressions symptomatologiques vraies,
qu'il n'est pas possible de réunir méthodiquement,
mais qui témoignent de la nécessité d'une distinction.

Royer-Collard, en 1813 (2), n'admet qu'une seule
espèce de croup, caractérisée par l'irritation spasmodique et par les tendances à la production d'une
concrétion de forme membraneuse dans l'intérieur
du larynx et de la trachée. Il reconnaît cependant
deux variétés : le croup adynamique (asthénique d'Albers), et le croup inflammatoire (sthénique d'Albers).
Ce dernier peut être spasmodique, suffocant (croup
laryngé de Jurine) et ordinaire (croup de la trachée
de Jurine). Il ne regarde la présence des aphthes que
comme une complication susceptible de devenir épi-

(1) Double, *Traite du croup*, 1811.
2) *Dut des sciences med.*, article Croup, p 448

démique, et croit qu'on a pris quelquefois les pellicules aphtheuses pour des eschares.

Hufeland (1) qui recommandait de ne pas confondre avec le croup le catarrhe violent du larynx ou l'asthme aigu de Millard, fait de l'inflammation accompagnée de concrétions membraneuses la cause prochaine de la maladie; de l'enfance (vu la plasticité qui domine à cet âge), d'un régime échauffant les causes prédisposantes; et du froid et du vent les causes occasionnelles. Quoique très-partisan de la médication antiphlogistique, il recommande d'attendre la confirmation du diagnostic avant d'agir énergiquement, et de se contenter dans ce cas d'une potion émétisée.

Bretonneau, dans son magnifique ouvrage sur les inflammations du tissu muqueux, vint éclairer d'une lumière nouvelle toutes les questions relatives au croup. Il prouve l'identité de nature de l'angine couenneuse, de l'angine gangreneuse et du croup. Mais, pour arriver à cette demonstration, il différentie avec soin les diverses laryngites pseudo-membraneuses. Il diagnostique trois angines qui simulent la diphthérie des voies aériennes : l'angine striduleuse, la simple trachéite et l'angine membraneuse ou polypeuse Cette angine diffère, selon lui, de l'angine pelliculaire diphthéritique par sa nature et les circonstances dans lesquelles elle se manifeste

« Parmi les nombreuses observations de croup, publiées dans les ouvrages périodiques, il en est plusieurs, dit-il, où la maladie se termine par l'heureuse expul-

<hr>

(1) *Enchiridion medicum*, trad. par Jourdan Paris, 1838

sion d'une fausse membrane. L'intensité de la fièvre, la douleur rapportée au larynx et la marche entière de la maladie semblent indiquer une inflammation de tout autre nature » (1). Bretonneau n'invoque donc pas ici l'anatomie pathologique et cherche dans un ordre plus élevé ses arguments.

« En rapprochant les histoires particulières qu'on trouve éparses dans divers ouvrages périodiques, on voit que cette affection (angine membraneuse ou polypeuse sporadique) s'est toujours montrée isolément; ordinairement elle paraît la conséquence de causes appréciables. Les *symptômes inflammatoires* qui l'accompagnent sont beaucoup plus prononcés que dans l'angine diphthéritique. Une douleur vive est ressentie dans le larynx dès le début de la maladie; elle devient encore plus cuisante après l'expulsion de la concrétion *qui ne paraît pas s'accroître et se propager* à la manière des pellicules diphthéritiques » (2)

On a regardé cette restriction comme un signe de timidité, nous y voyons au contraire une preuve du génie médical de Bretonneau. Il a su résister a l'entraînement si général des novateurs, de faire tout plier à sa théorie. Un seul cas lui suffit pour admettre sans hésitation cette maladie. Que penserait-il du raisonnement des médecins qui prétendent ne s'appuyer que sur leur expérience? Bretonneau a de tout temps protesté contre les idées étroites que trop de ses interprétateurs lui ont prêtées.

C'est à Marteau de Grandvilliers qu'il emprunte ses citations.

(1) *Traite*, p 121.
(2) *Traite*, p 281.

Marteau de Grandvilliers avait fréquemment observé l'angine maligne, dont il a publié une bonne description dans son *Traité des maux de gorge gangréneux*. Voici le résumé de l'observation dont le début
seul a été souvent reproduit (1). « L'art aidé de la nature fait quelquefois des miracles, et les symptômes
qui, aux yeux de l'expérience et de la raison, paraissent
toujours mortels ne sont pas toujours irrémédiables.

OBSERVATION Un homme, fort et replet, âge de 52 ans, se
plaignit de mal de gorge le vendredi, 7 octobre 1768, jour
froid et pluvieux; cependant Marteau ne trouve rien dans la
gorge le samedi Le lundi, quinte de toux suivie de l'expectoration d'un lambeau d exfoliation gangréneuse de la muqueuse
(laquelle?). Le mardi, dans la nuit, le malade étouffait comme
dans un paroxysme de l'asthme le plus violent; la voix etait
éteinte et la respiration traînante et sibilante; les quintes
de toux etaient violentes, la toux était sourde, l'expectoration
abondante, mais pituiteuse et crue, l'inspection de la gorge
n'offrait aucun desordre, la déglutition etait libre, le pouls
était gros, dur, brusque et precipite. Apres un traitement assez
énergique, le malade guérit, mais la voix ne revint qu'au dix-
neuvième jour.

Les réflexions qui suivent laissent à penser que
Marteau de Grandvilliers ne considérait pas ce cas
comme une affection simple « Cette angine, dit-il,
n'était ni de l'espèce inflammatoire ni de l'espèce con-
vulsive dans laquelle la voix est aigue. Je retrouvais
ici tous les caractères que j'avais observés dans quelques esquinancies gangréneuses dont les ravages
avaient spécialement affecté les organes de la respiration; l'aphonie surtout à la suite des quintes de toux
devenait un signe pathognomonique. »

(1) *Journal de medecine et de chirurgie* Octobre 1769, t XXXI
p. 312

On ne ferait pas de nos jours un diagnostic plus précis de la présence de fausses membranes dans le larynx Marteau saigna son malade contrairement aux
règles qu'il a établies dans son *Traité des maux de
gorge gangréneux.* « Mais alors, dit-il, on trouvait pe-
titesse du pouls avec abattement des forces, ici forces
entières, pouls gros, dur et brusque, férocité de la
toux qui jointe à l'oppression faisait craindre la suffocation ou la rupture de quelques gros vaisseaux pulmonaires; avec les signes d'une pléthore si manifeste, je
ne balancerais pas de saigner dans la peste même. »

M. Andral (1) ne croit pas que le croup soit dû
toujours à la même cause. « Il faut rechercher si, chez
les enfants atteints de croup, il n'y a pas de conditions générales d'innervation ou d'hématose, qui soient
les causes principales de la formation des pseudo-
membranes. Tantôt ces conditions donnent elles-mêmes naissance à l'hyperémie d'intensité variable, à la
suite de laquelle apparaît la concrétion. Tantôt ces
conditions se manifestent par la production d'une
fausse membrane, à l'occasion d'une hyperémie
qu'une autre cause a développée. » Cet illustre médecin
avertit de ne pas se laisser prendre à l'apparence et de
ne pas voir dans cette hyperémie une indication formelle à d'abondantes saignées.

Guersant (2) s exprime ainsi : « D'autres maladies se
rapprochent du croup par la présence de la concrétion plastique. L'expuition d'une fausse membrane
formée dans les trachées ou dans les bronches ne suffit
pas pour caractériser seule le croup; plusieurs inflam-

(1) *Precis d'anatomie pathologique* 1829 t II p 483
(2) Dict en 30 vol , 1830, t IX, p 352

mations de ces parties peuvent se terminer par une
concrétion couenneuse, et cependant ne pas offrir les
symptômes de l'affection diphthéritique du larynx.

« Le principal caractère anatomique est ici le même
que celui du croup, mais les phénomènes physiologiques qu'on observe dans ces différents cas sont essentiellement distincts. »

Guersant dit en avoir vu plusieurs exemples ; cette
affection est d'ordinaire bénigne parce qu'il n'y a pas à
craindre comme dans le croup de recrudescence de la
fausse membrane.

Deux camps se forment insensiblement : l'un qui voit
la diphthérie en toute fausse membrane ; l'autre qui
nie cette maladie.

Bien que la dernière opinion soit certainement la plus
en contradiction avec les faits, comme elle renferme
cependant une partie de la vérité, nous croyons utile
de l'étudier dans ses plus illustres représentants. Ils
sont tous de l'école physiologique et imbus de l'organisme le plus pur.

Bricheteau (1) ne voulut pas reconnaître les doctrines de Bretonneau ; son ouvrage contient une réfu-
tation qui n'aurait plus d'écho de nos jours. C'est une
simple négation qui rappelle celles qui s'élèvent toujours à chaque découverte ; on se hâte de crier à l'impossible, quitte plus tard à soutenir que la chose était
connue depuis longtemps. Bricheteau niait la contagion, ne distinguait pas la laryngite striduleuse du
croup et ne reconnaissait aucune spécificité aux fausses membranes. Cette protestation exagérée est cepen-

(1) *Précis analytique du croup.* Paris, 1826

dant un indice de la diversité de nature de ces affections.

Billard (1) établit parfaitement que la présence des fausses membranes dans le croup ne prouve en aucune manière une affection spécifique. Cette forme d'inflammation se développe sur la plupart des membranes muqueuses et peut dépendre de causes diverses Les arguments qu'il avance contre la spécificité des exsudations plastiques sont d'un grand poids : mais il ne fait, selon nous, que paraphraser Bretonneau, qui le premier a démontré la valeur secondaire de l'élément fibrineux et placé dans la cause et la marche de la maladie toute la spécificité.

Billard s'est « essoufflé à poursuivre une ombre difficile à saisir », parce qu'il n'a pas su voir l'ensemble de l'espèce morbide nouvelle, qu'il a pris un des caractères pour le tout. Nous lui empruntons ce fait intéressant :

OBSERVATION Une petite fille, âgée de 3 ans, avait la coqueluche depuis trois mois, elle est prise de tous les symptômes du croup, suffoque et rend une pellicule large comme l'ongle. Le troisieme jour la vie de l'enfant cessa d'être en danger, la coqueluche dura encore longtemps

Dans son *Iraite des maladies des enfants et des nouveau-nés*, Billard (2) distingue l'angine laryngienne érythémateuse, accompagnée d'une concrétion pelliculeuse, et le croup qu'il ne croit pas diphthéritique.

M. Cruveilhier (3) pense que dans le croup on ne

(1) *Arch gen de med*, t. XII, p 557.
(2) 3e edition Paris, 1837
(3) *Dict de med et de chirurg. pratiques*, t XI p 26 Paris.

saurait admettre plus de spécificité que dans la formation de la couenne pseudo-membraneuse sur un vésicatoire par l'effet d'une pommade épispastique trop irritante Cela tient pour lui au degré d'inflammation et non à la nature. La contagion et la marche de la maladie n entrent pour rien dans son jugement.

M. Bouillaud (1), qui déclare prendre en très-sérieuse considération les différences qu'offrent les causes sous l'empire desquelles se développent les inflammations, et ne pas confondre la forme avec le fond, fait du croup une simple espèce de laryngite aigue et non une maladie spéciale. «En effet, il est démontré de la manière la plus évidente par des cas innombrables que, sous l'influence de la cause la plus ordinaire de tant de phlegmasies, je veux dire du froid, l'inflammation du larynx chez les enfants affecte malheureusement trop souvent la forme croupeuse ou diphthéritique (p 395.)» M. Bouillaud attribue, comme Jurine, la prédisposition des enfants au croup à l'état particulier du sang. Les objections de M. Bouillaud sont fondées tant qu'il ne dépasse pas le terrain de l'anatomie pathologique. Nous admettons que certains états généraux de l'économie favorisent évidemment la formation de productions couenneuses ou pseudo membraneuses. «Et cela très-probablement en vertu des modifications que le sang, source de toutes les sécrétions, a subies, p. 409.» Mais nous ne croyons pas que l'inflammation ait le grand et seul rôle dans les affections couenneuses. M. Bouillaud recommande uniquement la méthode antiphlo-

(1) *Nosographie médicale* 1846, t II, p 356.

gistique, et si on lui oppose les résultats de l'expérience dans le croup diphthéritique, il croit que les insuccès viennent de ce qu'on n'a pas mis en pratique sa *formule*.

M. Matice est en France un des derniers représentants de cette résistance (1) Le croup n'est pas une maladie spécifique ; il débute par le larynx dans les deux tiers des cas sporadiques ; il n'est pas contagieux, et le traitement topique, inutile dans la majorité des croups sporadiques, est insuffisant dans un certain nombre de formes épidémiques.

A partir de cette époque, la nature du croup et son unité ne sont plus mises en doute. On ne voit plus que la diphthérie, et on ne fait plus mention de la forme non spécifique décrite par Bretonneau. Les traités classiques de MM. Tardieu, Grisolle, Hardy, Behier et Requin, qui sont entre les mains de tous les étudiants, ne laissent pas même soupçonner cette différence. La littérature médicale s'est enrichie depuis une quinzaine d'années de travaux remarquables dont nous ne pouvons citer que les principaux : MM. Axenfeld, André, Letixerant, Thibault, Millard, Perate, Peter, Gros, Duhomme, Colin, Garnier, Blondet, Bricheteau, Pouquet, Lallement, etc. Ces travaux représentent toujours le croup comme une manifestation de la diphthérie ; le mérite de ces thèses est assez connu pour qu'on nous excuse de ne pas les analyser plus complétement ici.

La thèse de M. Canèva (2), évidemment inspirée

----

(1) *Du Croup, de sa nature, de son traitement.* Paris, these 1846
(2) *Du Croup chez l'adulte* Paris, 1852.

par M. Gubler, s'écarte un peu de cet ordre d'idées.
Il se demande si une constitution affaiblie, la pri-
miparité et les profondes altérations des solides et des
liquides des femmes enceintes, surtout aux derniers
mois de la grossesse, ne doivent pas être considérées
comme des causes prédisposantes aux affections
couenneuses des voies aériennes. Il cite quelques
observations à l'appui de son hypothèse.

Voici le résumé de l'observation publiée par M. Forget, dans le *Bulletin de thérapeutique* de 1845, t. I".
Pendant une constitution catarrhale épidémique,
une jeune fille est atteinte de bronchite et de mal de
gorge. Sur les amygdales se montrent des taches blanches, circonscrites, isolées, *semblables à des aphthes*
plutôt qu'à des fausses membranes La toux devient
croupale. A la suite de vomitifs répétés, rejet d'une
fausse membrane blanchâtre, formant un tube complet assez résistant de 3 centimètres de longueur sur
1 de largeur, avec mucosités filantes et détritus
pseudo-membraneux amorphe.

Le professeur de Strasbourg ne considère pas le
croup comme une inflammation spécifique. « Nous
disons, nous, que c'est une inflammation avec circonstances spéciales de causes : la constitution froide et
humide de l'atmosphère ; âge, les enfants en étant
plus particulièrement affectés ; tempérament, la
constitution lymphatique y étant généralement plus
exposée ; degré d'inflammation, la pseudo-membrane
se substituant au mucus ou au pus qui s'est sécrété dans d'autres circonstances. En un mot, le
croup est pour nous un composé d'éléments spéciaux
et congénères, plutôt que le produit d'un principe

mystique désigné sous le nom vide et mystérieux
de génie spécifique. » p. 165.) Nous retrouvons ces
mêmes idées professées dans son dernier ouvrage (1) ;
l'élément, siége de la pseudo-membrane, dit-il, est
tout ce qui constitue la spécialité du croup.

M. Pidoux (2) distingue deux espèces de croups
membraneux : le croup diphthéritique et le catarrhe
plastique La fausse membrane, quoique le caractère
spécial de la diphthérite, peut être formee dans d'autres
phlegmasies. Le *croup spécifique* correspond à la
diphthérie de Bretonneau ; il fait espèce à la manière
de la rougeole, de la scarlatine. « Il ne suffit, pas, dit
le savant pathologiste, qu'une phlegmasie catarrhale
détermine une sécrétion pseudo-membraneuse pour
être la diphthérie, pas plus qu'il ne suffit à une éruption
d'être exanthématique pour caractériser la rougeole,
et les hémorrhagies sous-cutanées d'avoir lieu
pour caractériser le scorbut. »

Voici le caractère de l'autre espèce de croup membraneux
assez fréquent à Paris, et dont la nature est
moins exactement définie : « Le croup ne s'annonce
presque jamais par la formation primitive de fausses
membranes ; il débute au contraire comme un catarrhe
pulmonaire, s'accompagnant assez souvent
d'une angine tonsillaire avec exsudation plutôt plastique
que décidément membraniforme. Bientôt la voix
s'enroue, s'éteint, puis la dyspnée et la suffocation
surviennent. L'auscultation fait entendre des râles
muqueux, sibilants, ronflants, mêlés de clapote-

---

(1) *Principes de therapeutique generale ou speciale*, ou *Nouveaux
elements de l'art de guerir*, Forget. Paris, 1860, p 453

(2) *Journal de med et de chirurg*, t. III. 1845, p. 154.

ments et de craquements secs et humides. Si on prescrit un vomitif, l'enfant rend des paquets de mucus plastique, quelques-uns plus pelliculeux, quelques-uns enroulés comme des tubes de macaroni, etc.; le catarrhe, pour avoir quelques ressemblances grossières avec la diphthérie de Bretonneau, en diffère complétement de nature »

M. Pidoux pense que la fausse membrane diphthéritique amène des accidents plus redoutables, parce qu'elle est expulsée plus difficilement, et parce qu'elle a une tendance presque invincible à se reproduire.

MM. Rilliet et Barthez (1) séparent avec soin le croup de la laryngite pseudo-membraneuse secondaire qui, pour eux, n'est pas spécifique. Il leur est facile de trouver des caractères anatomiques et symptomatologiques bien tranchés, parce que les conditions générales de l'organisme sont entièrement changées ; ce ne sont pas des choses comparables. Ce qu'il faut établir, ce sont des signes distinctifs entre les affections diphthéritiques secondaires, et la laryngite pultacée. Or, malgré tout leur talent, ces auteurs n'y sont pas parvenus, ils l'avouent eux-mêmes.

Nous regrettons vivement que ces savants médecins n'aient pas cherché à distinguer entre elles les laryngites pseudo-membraneuses primitives. Nous comprenons d'autant moins cet oubli que ces auteurs veulent prouver avec Bretonneau que la présence d'une fausse membrane n'est pas suffisante pour caractériser le croup, et disent que leur manière de voir s'accorde bien avec celle du docteur Pidoux.

____

(1) *Traité des maladies des enfants*, p. 271

M. Barthez, du reste, ne s'appuie plus sur les symptômes ou sur les lésions même dans les cas primitifs; ce qui l'engage à conserver au croup localisé la nature diphthéritique, ce sont les preuves données par la contagion (*Société médicale des hôpitaux*)

M. Monneret (1), dans son *Traité de pathologie générale*, ne croit pas que le croup soit une manifestation spéciale de la diphthérie. « La forme habituelle de la phlegmasie, du larynx et du pharynx, est l'hyperémie et la suffocation, plus rarement l'exsudation plastique; si cette dernière se manifeste à l'état sporadique chez un jeune sujet robuste, en dehors de toute maladie générale, de la rougeole, de la scarlatine, et sans avoir été contractée par voie de contagion, nous dirons que ce croup est une laryngite exsudative parfaitement simple, et que nous n'y trouvons rien de spécifique, lors même que la mort du malade en serait la conséquence. Il n'en sera plus de même si le mal s'est développé par la contagion ou sous l'empire d'une épidémie, et à plus forte raison s'il se rattache à une maladie générale, telle que la rougeole, la scarlatine, la variole, une altération du sang ou un état cachectique de la constitution. »

Dans son *Traité de pathologie interne* (2), nous retrouvons les mêmes distinctions; l'exsudation plastique du larynx est le plus ordinairement dépendante d'un état général (diphthérie), mais peut se rencontrer dans la laryngite simple.

Dans les discours prononcés à l'Académie de mé-

(1) T. II, p. 322 Paris, 1857

(2) *Traité elementaire de pathologie interne* art *Laryngite* Paris 1864

decine, lors de la fameuse discussion sur le tubage de la glotte (1), nous ne trouvons aucune trace de la séparation du croup, et on ne semble pas mettre en doute sa nature diphthéritique.

La Société médicale des hôpitaux s'occupait à la même époque de la diphthérie, et nous en tirerons de savantes communications de la plupart des médecins distingués de Paris sur ce qui touche plus particulièrement à notre sujet.

M. Sée (2) reconnaît trois formes de croup : le croup *diphthéritique*, le croup *local*, le croup *scarlatineux*.

Le croup localisé est caractérisé uniquement par la présence de fausses membranes dans les voies aériennes : l'arrière-gorge est libre, les ganglions sous-maxillaires sont à l'état normal.

La thérapeutique n'a à lutter que contre l'asphyxie. L'existence de cette forme a déjà été soupçonnée, suivant M. Sée, par une sorte d'instinct pratique, c'est le croup de David Home, de Rilliet de Genève, de Pidoux, des médecins allemands. La seule difficulté à résoudre est la suivante : sont-ce là deux espèces morbides distinctes ou seulement deux variétés de la même maladie ?

M. Sée est entraîné à envisager les deux formes morbides comme l'expression de la diphthérie « Cette opinion, dit-il, s'appuie sur des arguments sérieux ; il se peut en effet, quand même les fausses membranes sont limitées au larynx que les plaies et les vésicatoires

(1) *Bulletin de l'Académie de med* , 1858 et 1859
(2) *Bulletin de la Société medic des hôpitaux de Paris*, t IV p, 20,

prennent plus tard l'aspect couenneux, qu'il se manifeste de l'albuminurie, de l'érythème et des paralysies;
or ces circonstances sont les indices d'une maladie
infectieuse, qui est originairement la même que la diphthérie grave, mais qui, dans certains cas, reste cir-
conscrite de façon à prendre un caractère exceptionnel de bénignité » (p. 205). M. Bergeron se sépare
aussi des doctrines admises : « Pour lui, il existe non-
seulement une angine couenneuse non toxique ayant
son siége sur l'isthme du gosier, mais encore il entre-
voit la possibilité d'un croup de même nature, d'un
croup couenneux simple, survenant primitivement
dans le larynx ou peut-être consécutivement à l'angine
couenneuse commune. Je crois rendre fidèlement
ainsi les idées que mon maître m'a souvent commu-
niquées au lit du malade, et je suis heureux de pou-
voir aujourd'hui m'y associer complétement » (1). Le
savant médecin de l'hôpital Sainte-Eugénie s'est appuyé, dans un cas de croup, sur la présence des vésicules d'herpès aux lèvres pour diagnostiquer une laryngite couenneuse non diphthéritique; la trachéotomie amena une guérison rapide (2). Cependant il
avertit avec soin de ne pas accorder à la présence des
aphthes une signification absolue. La non-existence
d'albuminurie est, pour lui comme pour M. Maugin,
une forte présomption contre l'existence de la di-

(1) *Des eruptions qui compliquent la diphtherie, et de l'albuminurie
consideree comme symptôme de cette maladie,* par M. Maugin (*Moni
niteur des hôpitaux,* 6 novembre 1858) — Obs VIII Angine et laryngite pseudo-membraneuse, avec herpes, tracheotomie, albuminurie passagere, p 1054

(2) *Bulletin de la Societe de medecine des hôpitaux,* t IV, p 338.

phthérie. Nous reviendrons plus loin sur la valeur de ce symptôme.

Le croup est pour M. Fuster (1) une localisation catarrhale; ses débuts sont presque toujours ceux d'un rhume de poitrine ordinaire; puis, tout à coup, le soir ou dans le premier sommeil de la nuit, un accès complet de croup saisit le petit malade. La crise, est suivie de calme; le rhume seul n'a pas cessé. L'alerte de la veille recommence pendant plusieurs jours de suite; alors la fièvre se mêle au rhume; cette fièvre s'exaspère à la chute du jour et se modere aux approches de l'aurore.

Elle s'accompagne souvent de taches irrégulières et fugaces d'une teinte sombre', ayant l'apparence de la rougeole ou de la scarlatine. Dès son arrivée les quintes croupales redoublent et se multiplient; leur violence et leur opiniâtreté poussent instinctivement les patients à des efforts désespérés pour triompher du spasme du larynx et de l'obstacle membraneux qui menace de les étouffer. De courtes trèves coincident d'abord avec l'expectoration de lambeaux tubuli·formes ou de mucosités grumelées; mais, quand la maladie persiste, les accès reprennent bientôt après à la moindre occasion ou sans cause appréciable jusqu'à ce que les malades périssent maîtres d'eux-mèmes, en deux ou trois jours, ou qu'ils s'éteignent paisiblement sans connaissance, un peu plus tard, au terme précipité d'un état ataxo-adynamique.

(1) *Monographie clinique de l affection cathai iale* Montpelllier, 1861, p. 21.

M. Jaccoud (1), dans sa traduction de Graves, examinant l'état de la question du croup en Angleterre, conclut ainsi : « Du reste, il faut le reconnaître, les médecins anglais qui avaient donné la première impulsion (Simpson, Home, Millar) aux nombreux travaux dont le croup a été l'objet depuis la fin du dernier siècle, étaient depuis lors restés fort en arrière, et il n'y a que peu d'années que la connaissance de la diphthérie a été vulgarisée chez eux. Encore ne paraissent-ils, même dans leurs ouvrages les plus récents, regarder comme parfaitement synonymes les expressions de *diphthérie laryngée* et de *laryngite pseudo-membraneuse;* cette terminologie vicieuse les a conduits à confondre toutes les affections exsudatives du larynx, erreur qui est encore trop fréquemment commise parmi nous. »

Le même reproche s'adresserait au travail de M. Sanderson (2) qui a, selon M. Laboulbène, beaucoup trop étendu le champ de la vraie diphthérie. Ce dernier médecin reconnaît trois espèces de croup (3) : le *croup diphthéritique,* épidémique ou non, succédant très-souvent à l'angine diphthéritique, remarquable par son caractère insidieux; le *croup diphthéritique non infectieux,* simplement strangulatoire ou paraissant primitivement localisée dans le larynx.

Ce croup est réellement diphthéritique, puisqu'il

(1) *Leçons de clinique médicale* de Graves, ouvrage traduit et annoté par le Dr Jaccoud Paris, 1862, t II, p 8

(2) J.-B. Sanderson, *Contribution to the pathology of diphtheritis sore throat,* etc. (*The britisch and foreign medico-chirurg Review.,* 1861, n° XLIX, p 179)

(3) *Recherches cliniques et anatomiques sur les affections pseudo-membraneuses,* par A. Laboulbene Paris, 1861

produit par contagion les autres formes de la diphthérie et qu'il s'accompagne trop souvent, dans sa marche, de symptômes infectieux ou de diphthérie généralisée; le *croup pseudo-membraneux simple, non diphthéritique*, débutant par le larynx, ayant des phénomènes d'acuité plus considérables que ceux du croup diphthéritique et guérissant parfaitement par la trachéotomie.

M. Laboulbène divise le croup pseudo-membraneux non diphthéritique en croup herpétique le plus léger, croup rubéolique grave et croup scarlatineux trèsgrave. « Ces divisions, dit-il (p. 362), ont encore besoin de beaucoup de faits pour être acceptées sans réserve. Je ne fais que les indiquer. »

C'est donc dans l'ouvrage important de ce professeur que nous trouvons, pour la première fois, nettement formulés les différents croups. C'est un aperçu général qui ne se retrouve malheureusement pas assez indiqué dans le chapitre du traitement.

M. Bouchut ne croit pas à la spécificité du croup. Il y a un *croup asphyxique* facile à guérir, un croup *scarlatineux*, qui est plus grave, et un croup *diphthéritique*, qui ne guérit que très-rarement (1).

Nous n'avons pas bien saisi les motifs qui engagent M. Bouchut à séparer son croup asphyxique du croup diphthéritique ordinaire. Serait-ce parce que ce savant médecin ne voit la diphthérite que lorsque les lésions sont généralisées? La marche de ce croup ne diffère en rien de celle du croup ordinaire; le début aurait lieu par le pharynx. M. Bouchut a oublié d'en

(1) *Traité des maladies des enfants*, 1862 p. 278.

tenir compte pour le traitement, car il donne des indications semblables pour tous les croups. Les chiffres généraux destinés à démontrer la supériorité du traitement médical sur la trachéotomie, n'indiquent ni l'espèce, ni les périodes, ni l'état du malade; on ne peut donc leur accorder la valeur que leur prête M. Bouchut.

M. Lasègue (1, va encore plus loin que les auteurs précédents. Il reconnaît la fécondité des résultats pratiques de la théorie de la spécificité de la diphthérie ; mais il n'accepte pas sans réserve l'affirmation doctrinale qui, « en 1826, dit-il, avait sa raison d'être. » L'inflammation croupeuse ne représente pas, pour ce savant professeur, une entité indépendante sans connexion identique à elle-même du commencement à la fin de son processus.

M. Lewin (2), dont nous aurons plus loin l'occasion d'examiner les doctrines, considère le croup et la diphthérie comme deux maladies entièrement distinctes.

Le croup est accompagné de symptômes inflammatoires très-prononcés : élévation de la température cutanée, accélération du pouls et fréquence des mouvements respiratoires. La diphthérie a un début insidieux et se montre sous la forme d'une affection asthénique ou adynamique La fièvre, dans le croup, est au commencement une vraie synoque continue qui prend plus tard la forme intermittente. Le début a

---

(1) Voir la *Revue critique* Graves et Biotonneau — C Lasegue *Arch gen de med* 1862, p. 594, 599

(2) *De la Diphthérite au point de vue des expériences laryngoscopiques*, par le Dr Georges Lewin. — *Berliner Klinische Wochenschrift*, janvier 1864.

lieu par le larynx; il n'y a ni mal de gorge ni engorgement sous-maxillaire. La diphthérie débute toujours
par les amygdales; la température de la peau s'abaisse;
la figure est pâle, l'œil mat, entouré de cercles couleur
de plomb; le pouls est petit, faible, très-lent; l'acca-
blement est profond.

Dans le croup, phénomènes de suffocation dus au
rétrécissement de la glotte; puis état comateux provo-
qué par la décarbonisation incomplète du sang. Cet
état se montre très-vite dans la diphthérie par suite
de la dyscrasie sanguine. Enfin dans le croup, fausse
membrane sur la muqueuse laryngée; dans la diphthérie, infiltration fibrineuse de cette membrane.

Cette description rappelle en tous points celle du
croup simple et du croup infectieux. M. Lewin s'est
trop fondé sur les caractères anatomiques, et a oublié
l'élément important, la contagion.

M. Ebert (1), médecin de l'hôpital des Enfants de
Berlin, croit que la séparation du croup et de la diphthérie est facile à faire; dans la première maladie, la
muqueuse reste intacte, tandis que dans la seconde
elle est toujours intéressée. Le degré d'adhérence de
la pseudo-membrane sert à établir le diagnostic, mais
le signe le plus sûr se trouve dans la marche de la
maladie. Le croup se développe au larynx et s'y limite : la diphthérie ne débute jamais par l'organe de
la phonation, mais s'y propage.

Les deux précédents auteurs ne représentent pas

______

(1) *Aus der Kinder-Klinik der Charite von Gch medicinalrathe.*
Dr Ebert — *Zum diagnose und Pronose der diphtherits.* Berlin,
Klinisch Wochenschrift, 15 février 1864.

fidèlement l'état de la science allemande sur la question du croup. Nous devons à notre ami, le Dr Dutoit, de Berne, les renseignements suivants :

Les médecins allemands nomment croup une laryngite grave accompagnée de symptômes spasmodiques très-violents, et caractérisée anatomiquement par trois espèces d'exsudation : 1° *exsudation purulente*, production de muco-pus sans fausses membranes; 2° *exsudation croupeuse*, c'est-à-dire déposition de fibrine à la surface de la muqueuse sous forme de membrane, se détachant facilement et sans laisser de surface ulcérée ; 3° *exsudation diphthéritique*, c'est-à-dire déposition de fibrine non-seulement à la surface, mais dans tout le tissu épithélial et cellulaire de la muqueuse; il se fait une compression subite des vaisseaux et par là une gangrène (leuconécrose de Virchow) des tissus affectés, de sorte qu'après l'évacuation des plaques fibrineuses il reste une surface souvent profondément ulcérée (1).

Une circonstance que nous ne pouvons passer sous silence, parce qu'elle fut l'origine de nos recherches, nous permit de constater que l'idée de la spécificité du croup n'est complétement acceptée qu'en France, tandis que la vraie diphthérie a été reconnue partout. L'an dernier nous présentions au conseil de santé du canton de Vaud, en Suisse, un mémoire sur le traitement de la diphthérie pharyngée et laryngée. Le favorable accueil fait à notre travail vint sans doute de la conformité de nos descriptions avec les cas de

---

(1) *Handbuch der speciellen Pathologie and therapie*, t V, 1re partie. — *Krankeiten des kelkops bearbeith*, von prof. Friedreich in Heidelberg, p. 423, 457.

diphthérie qui existaient épidémiquement à cette époque dans le canton. Nous pûmes reconnaître alors que la plupart des membres de ce corps savant ne considèrent pas le croup simple comme une affection dépendant toujours de la diphthérie. M. le Dr De la Harpe combattit vivement la spécificité constante de la laryngite pseudo-membraneuse, et nous parut représenter les opinions de ses collègues, MM. Recordon, Mazelet, Pellis, Chavannes, Curchot, dont il suffit de citer les noms pour montrer l'autorité. Nous consignons ici avec soin les assertions de ce praticien distingué, parce qu'elles sont basées sur une longue expérience.

Les médecins genevois n'ont presque jamais observé le croup infectieux. A quoi attribuer ce singulier fait? La fréquence des cas de croup dans ces contrées trouverait-elle sa cause dans les conditions climatériques? Lebert avait constaté que certaines localités étaient plus souvent frappées que d'autres, ainsi le croup était plus fréquent à Bex et à Aigle qu'à Ollen qui en est voisin.

On peut donc à bon droit discuter la nature spécifique du croup, car les opinions précédentes méritent un sérieux examen. L'existence des formes diverses a été reconnue de tout temps (croup localisé, asphyxique, strangulatoire, etc.). La dissidence réside dans la nature de ces affections.

Les unicistes objectent à leurs contradicteurs un argument irrésistible, la contagion. Leur tactique est habile et prudente, mais nous croyons qu'il est possible d'arriver à d'autres conclusions en interprétant sagement les faits.

D'abord il s'agit de prouver que cette espèce de

croup est contagieuse ; c'est précisément ce que nient tous ceux qui ont observé le croup simple : Home, Jurine, Albers, Saachse, Valentin, Royer-Collard, Ozanam et bien d'autres.

La contagion frappe trop l'esprit du public et celui des médecins pour qu'elle passe inaperçue, et il serait étrange que tous ces grands praticiens eussent fermé les yeux devant un fait si palpable. Nous demandons pour preuve de la contagion des affections couenneuses simples des observations prises dans un milieu où les conditions ne soient pas complexes. La contagion de la diphthérie est maintenant acceptée partout ; celle du croup est encore vivement discutée. Pourquoi ?

Enfin, de ce que la diphthérie peut prendre la forme pseudo-membraneuse la plus bénigne, on ne peut pas en conclure immédiatement que toute affection pseudo membraneuse est nécessairement diphthéritique. C'est pourtant ce que font les partisans outrés de la spécificité. Le raisonnement est le même, qu'il s'applique au croup diphthéritique ou à l'angine couenneuse. Ceux donc qui, avec MM. Trousseau, Gubler, Barthez, Sée, admettent l'angine pseudo-membraneuse non diphthéritique (que M. Trousseau déclare ne distinguer de la diphthérie que par la connaissance de la cause morbifique), ne peuvent réfuter au nom de la logique l'existence du croup non spécifique. Ils ne peuvent invoquer que leur expérience, la fréquence des croups diphthéritiques et les données statistiques. Ce sont des éléments insuffisants, car de ce qu'une affection est rare, il ne s'ensuit pas qu'elle ne puisse rentrer dans le cadre nosologique.

Voici ce qui conduit M. Peter à nier l'angine couen-
-neuse herpétique :

« J'ai vu depuis deux ans plus de deux cents angines couenneuses, et je n'ai pas vu une seule angine
herpétique : MM. Blache et Roger, dont on connaît la
compétence, n'ont pas été plus heureux. J'ai vu par
contre, dans le service de M. Blache, l'angine couenneuse la plus terrible, et le croup le plus grave coexister avec un *herpès labialis;* on a vu d'un autre côté
l'angine, dite herpétique, être suivie de graves accidents de paralysie généralisée; on l'a vue même se
terminer par la mort. De tels faits me semblent auto-
riser à conclure provisoirement que l'angine herpétique (que je n'ai jamais vue, mais dont d'autres ont
constaté l'existence) est de la même nature que l'angine diphthéritique; elle ne diffère de cette dernière
que par le mode d'évolution, et cette différence ne
suffit pas pour qu'on en fasse une espèce nouvelle, tout
au plus autorise-t-elle à y voir une simple variété » (1).

L'angine couenneuse herpétique n'est donc qu'une
hypothèse, et les beaux travaux de MM. Gubler, Trousseau, Lasègue, Féron, n'ont servi qu'à compliquer
l'étude des angines! Nous verrons M. Peter attribuer
à la scarlatine l'érythème scarlatiniforme décrit par
M. Sée; M. Peter a vu la scarlatine coexister avec le
croup; donc l'érythème scarlatiniforme n'est qu'une
scarlatine modifiée, et les affirmations de M. Sée tom-
bent devant ces arguments!

____

(1) *Quelques recherches sur la diphthérite et sur le croup;* thèse,
1859, p. 49.

Nous ne saurions trop nous élever contre cette manière d'interpréter les faits.

Si nous avons pris à partie M. Peter plutôt qu'un autre défenseur de la spécificité *quand même*, c'est que ses idées ont eu du retentissement, et qu'elles sont répétées dans plusieurs thèses. M. Lallement entre autres les trouve péremptoires et en déduit que toute affection pseudo-membraneuse sur un point quelconque des voies aériennes est nécessairement diphthéritique (thèse, p. 62).

Ces négations absolues ne nous semblent pas suffisamment établies ; elles suppriment trop légèrement tous les travaux qui existent sur cette question. Ainsi, la bronchite pseudo-membraneuse non spécifique est admise par la plupart des médecins actuels : MM. Rilliet et Barthez, Grisolle, Fauvel, Bouchut, etc. Ce serait trop sortir de notre sujet que d'entreprendre la démonstration complète de l'existence de cette affection. Nous renvoyons à l'ouvrage de M. Lebert (1), qui contient d'importantes indications bibliographiques.

Nous ne comprenons pas, nous le répétons, ce qui a décidé MM. Barthez et Sée à ne pas admettre le croup non diphthéritique, alors que partout ailleurs la fausse membrane n'a pour eux aucune signification précise. Pourquoi les pseudo-plasmes du larynx auraient-ils le privilége d'être exclusivement diphthéritiques ? M. Andral ne leur reconnaît pas cette propriété. Les

(1) *Traite d'anat path. générale et spéciale*, 1859, t. I. — Voir aussi *Leçons sur les phenomenes physiques de la vie*, par Magendie. Paris, 1842, vol. II, p. 158.

états morbides de la muqueuse respiratoire sont identiques, depuis la glotte jusqu'aux petites ramifications bronchiques. Une fausse membrane ne change
pas de nature suivant son siége ; les symptômes seuls
changent.

Il serait possible de ranger ces laryngites sous trois
principaux chefs : *croup inflammatoire, croup catarrhal, croup herpétique,* mais, dans l'état actuel de la
science, on ne peut encore donner de description complète. Les symptômes dus à l'irritation laryngée sont les
mêmes que ceux du croup diphthéritique non infectieux.

On a trop souvent cherché à démontrer que le
croup est une inflammation pour que nous ayons à
revenir sur ce point L'apparition fréquente du croup
dans les épidémies d'affection catarrhale a été signalée par la plupart des observateurs (Home, Jurine, Vieusseux, Ozanam, Fuster, etc.), et l'influence
des institutions catarrhales est bien reconnue; nous
nous bornerons donc à la mentionner.

Nous voulons insister ici sur la coïncidence des
aphthes avec le croup. Nous savons que l'herpès peut
se produire dans toutes les maladies aigues, et de sa
présence nous ne conclurons pas directement à la
nature herpétique de la maladie; mais il nous semble
que l'on doit tenir un sérieux compte de la coexis-
tence fréquente de ces deux affections.

On peut comparer le larynx au pharynx; les vésicules herpétiques se montrent sur toutes les muqueuses, voire même celles de l'urèthre (*Moniteur des
hôpitaux,* 1858). Tantôt c'est un simple herpès buccal

qui se complique de croup, tantôt c'est un croup qui se termine par une éruption de vésicules herpétiques. Nous avons déjà indiqué les observations de Jurine.

Cabanis (1) attribue à l'action âcre et corrosive des crachats catarrhaux les aphthes qui se développent sur la langue, la gorge et le palais. On a même vu, ajoute-t-il, les crachats entraîner des lambeaux (qui paraissent en général avoir le caractère aphtheux) de la membrane intérieure des bronches, et l'inspection anatomique a plusieurs fois offert dans leurs divisions et à l'entrée du larynx ou sur l'épiglotte des délabrements notables, qu'on a rapportés avec fondement à la même cause.

S. Pinel (2), Portal (3), Scherwin et Home lui-même, au dire de Frank, ont noté les aphthes dans le croup. Joseph Frank a donné le fait suivant (4) :

« Au moment même où j'écris, j'ai devant les yeux un petit garçon de 10 mois, chez lequel les signes précurseurs de la scarlatine sont des aphthes aux lèvres et à la bouche, un grand enrouement et de la toux. Je crains que la moindre cause ne détermine le croup véritable chez ce malade, car les aphthes descendent chez lui jusqu'au larynx. »

« Dans les cas d'angine herpétique, dit M. Féron (5), l'inflammation se propage d'ordinaire aux lèvres, à

(1) *Observations sur les affections catarrhales* par Cabanis. 2ᵉ édition, Paris, 1813, p 32

(2) *Medecine clinique*, an X, p 226.

(3) *Angine membraneuse et du croup* Paris, 1808, t III, p 141.

(4) *Traite de pathologie interne*, trad. de Bayle, t IV, p. 103.

(5) *Angine herpetique*, thèse 1858 p. 51.

la bouche, aux fosses nasales, à la trompe d'Eustache, moins souvent au larynx, et alors c'est une laryngite simple qu'on pourra reconnaître avec de l'attention »

Pourquoi une laryngite simple?

L'observation 13 de M. Millard nous semble assez intéressante pour en donner le résumé, bien que les renseignements sur les causes soient insuffisants pour permettre de tirer des conclusions absolues (1).

OBSERVATION. Une petite fille de 6 ans, atteinte de coqueluche depuis trois mois, est prise de mal de gorge et d'enrouement, le mardi soir, 26 janvier; elle se lève cependant le lendemain, mange et joue comme à l'ordinaire, mais, le soir, la voix s'éteint complétement. Le médecin croit à un croup, mais ne voit pas de fausses membranes dans la gorge. Le 28, gêne dans la respiration, sifflement laryngo-trachéal, aphonie, peau chaude, pouls à 124; pas d'engorgement sous-maxillaire dans la gorge, on ne constate que de la rougeur et un très-léger gonflement des amygdales; la droite est tachée à sa base d'un petit point blanc qui ne paraît pas de nature diphthéritique. Le 29, aucune trace visible de fausses membranes dans la gorge; aphonie, toux rauque et quinteuse, visage animé. Le soir, éruption d'*herpès labialis* à la lèvre inférieure, rien dans la gorge; physionomie calme, pas d'accès de suffocation. Le 30, l'herpès a gagné le milieu de la lèvre supérieure; respiration sifflante, accès de suffocation; la dyspnée devient continue et nécessite la trachéotomie. Des fausses membranes en grand nombre, longues, étroites, non tubulées, sont rendues pendant l'opération. La plaie garde un bon aspect, la canule est enlevée le quatrième jour; les quintes de coqueluche persistent, les croûtes d'herpès labialis ne sont pas encore détachées le cinquième jour. Cicatrisation complète de la plaie le quinzième jour après l'opération.

On s'étonne peut-être de nous voir admettre comme

(1) Thèse, p. 153.

nou diphthéritiques des cas de croup dans lesquels les productions pseudo-membraneuses sont très-étendues. Mais dans ces cas la production s'est faite d'emblée et sur tous les points, à la même époque. Il n'y a pas eu propagation par extension et la marche continue si bien indiquée par Bretonneau.

Le diagnostic de ces affections ne sera pas toujours facile, ainsi que nous le verrons plus loin ; dans tous les cas, au point de vue de la prophylaxie, il faudra agir comme si l'on avait affaire au croup contagieux, et éviter un traitement trop énergique.

N'y a-t-il pas à tirer de l'examen du traitement une grande leçon ? Les antiphlogistiques sont vantés outre mesure par ceux qui ont décrit le croup simple ; ils sont proscrits comme pernicieux par les médecins qui ont vu le croup diphthéritique. Les uns et les autres jugent par l'expérience et non *a priori*. Comment expliquer ce contraste, si la maladie est la même ? On peut reprocher à nos ancêtres d'avoir eu des théories incomplètes ; mais on doit avouer que leur thérapeutique était en bien des points supérieure à la nôtre. Ils tenaient trop grand compte de l'état du malade, pour que l'influence désastreuse des saignées leur eût échappé. On leur reprochera avec raison d'avoir proscrit la trachéotomie et de s'être laissé arrêter par des idées théoriques, mais cela ne diminue en rien la valeur de leur expérience. Il ne faut leur demander que le résultat de leur pratique.

Une si longue étude ne nous permet cependant pas de tirer des conclusions formelles. Nous croyons seulement que, tant que la nature spécifique d'un croup n'est pas démontrée par une épidémie régnante, par la contagion, par des phénomènes généraux évidents, on ne peut songer au mal égyptien.

Nous comprenons que de nouvelles recherches sont nécessaires ; nous n'avons fait que déblayer la route, nous essayerons plus tard d'aller plus en avant.

CHAPITRE III.

AFFECTION PSEUDO-MEMBRANEUSE DU LARYNX DANS LA DIPHTHÉRIE.

Croup diphthéritique.

§ 1. — DESCRIPTION DE LA MALADIE.

La diphthérie est pour nous une entité morbide spéciale, une maladie dont les manifestations sont variées, mais qui est une de sa nature.

Les épidémies modernes ont été trop fréquentes et trop meurtrières pour que les doutes qui s'étaient élevés sur l'existence d'une si redoutable espèce morbide ne soient pas tous tombés. Aujourd'hui, la diphthérie a pris rang parmi les maladies les mieux déterminées. S'il reste un peu de confusion dans l'esprit de quelques-uns, c'est qu'ils ne se rendent pas un compte bien exact de la création de Bretonneau, et qu'ils prennent un des caractères pour le tout.

Le médecin de Tours comprit d'où venait l'erreur et regretta de n'avoir pas baptisé l'espèce nouvelle du nom de *mal égyptiac,* qui eût rappelé l'origine de la

maladie. Maintenant il est trop tard pour changer la
dénomination ; il suffit de remonter à l'interprétation
donnée par Bretonneau et de ne pas se laisser séduire
par le sens étymologique (διφθερα, fausse membrane). La production de la couenne n'est qu'un des
actes élémentaires des processus morbides de la diphthérie (Gubler).

Nous ne nous expliquons pas comment les auteurs
allemands ont été conduits à appeler *diphthérie* l'infiltration fibrineuse des muqueuses, qui se complique
ordinairement d'ulcérations, de destruction des parties malades. Nous examinerons plus loin la valeur de
cette lésion.

La diphthérie est, disons-nous, une maladie générale, dont les manifestations varient soit par le siége,
les symptômes, les lésions, la gravité.

Pour la facilité de la description, on a créé des
types et des formes qu'il est utile de connaître, parce
qu'elles répondent aux besoins de la clinique. Il importe cependant de rappeler que la diphthérie, qui en
apparence semble la plus bénigne, peut tout à coup
prendre des caractères redoutables ou devenir par la
contagion la forme maligne.

Si un mot nouveau était nécessaire pour désigner
ces cas légers, nous adopterions de préférence, celui
de *diphthéroide*, proposé par M. Gubler, parce qu'il
rappelle l'analogie et l'identité de nature. Nous refu-
serions au contraire les applications de ce mot, faites
par MM. Espagne (1) et Hervieux (2), qui décrivent tous

(1) Thèse d'agrégation. Montpellier, 1860, p. 87.
(2) Thèse d'agrégation. Paris, 1860, p. 24.

deux sous ce titre des affections qui ne peuvent être rapprochées de la diphthérie que par les fausses membranes; encore ce dernier auteur cherche-t-il toute la différence dans la structure anatomique des exsudations.

Nous ne comprenons pas davantage sur quels principes s'est appuyé M. Boussuge (1), pour appeler diphthéroïde une maladie dont les lésions mêmes n'ont que de très-lointains rapports avec celles de la diphthérie. Nous croyons, du reste, comme M. Laboulbène (*loc. cit.*, p. 341), que cet auteur a réuni des affections très-différentes. L'observation 6, page 35, nous paraît être nettement diphthéritique, ainsi que le croyait M. Empis. Les cas de gangrène cachectique de MM. Bouley et Caillaut ne doivent pas non plus rentrer dans le cadre nouveau. M. Boussuge s'est laissé tromper par les caractères anatomiques.

Nous ne voyons pas la nécessité de toutes ces expressions, qui ne servent qu'à perpétuer la confusion et les erreurs d'interprétation; en tout cas, celle de M. Gubler seule mériterait d'être conservée. Il suffit de distinguer deux formes principales : la forme grave ou maligne, la forme légère ou bénigne.

Souvent, au début, l'économie est si peu ébranlée, qu'on peut croire qu'il s'agit d'une affection locale bénigne, puis, au bout de quelques jours, apparaissent les signes d'une infection générale. Les formes hémorrhagique de Gillette, chronique de Barthez, gangréneuse de Laboulbène, n'offrent qu'une prédominance

---

(1) *De la Diphthéroïde, ou Inflammation ulcero-membraneuse;* thèse. Paris, 1860.

de quelques symptômes, et ne sont pas assez impor
tantes pour rentrer dans notre cadre général.

Dans la forme maligne, dont la marche peut être
lente ou foudroyante, l'intoxication *paraît* primitive ;
dans la forme bénigne, *il semble* qu'il n'y ait pas d'intoxication.

I. *Forme maligne* (croup infectieux). — Dans cette
forme redoutable, si bien décrite par tous les auteurs
français, et dont on trouve une émouvante peinture
dans la Clinique de M. Trousseau, les désordres laryngés sont toujours secondaires. De trop nombreux
faits sont venus confirmer les descriptions des anciens
à partir d'Arétée de Cappadoce (IIe siècle) pour qu'il
soit possible de nier la mort par septicémie.

Dans la *marche foudroyante*, l'économie semble être
d'emblée frappée à mort ; les forces sont déprimées.
l'abattement et la prostration sont extrêmes, il n'y a
pas de réaction, pas de lutte. Le pouls est petit, misérable, et la mort arrive quelquefois avant le développement des fausses membranes. Il s'est produit alors
ce qui arrive souvent dans les fièvres malignes, dans
la variole, dans la rougeole grave, où la terminaison
fatale a lieu avant l'apparition des symptômes caractéristiques.

Nous en trouvons des exemples dans la thèse de
M. Debbet (1) : cet auteur n'ose croire à la nature
diphthéritique de l'épidémie observée à la Ferté parce
que l'exsudation fibrineuse s'est limitée au pharynx

____

(1) *De l'Angine maligne*, thèse 1860, p. 20.

sans se propager au larynx ; mais ce fait tient au génie de l'épidémie qui restera toujours le *quid divinum*. Nous ne voyons aucune difficulté à accepter ces cas : l'organisme frappé n'a pas eu le temps de réagir.

M. Bouchut n'admet pas la diphthérie sans fausses membranes (Traité, p 920). Que deviendrait en effet la théorie sur laquelle cet auteur revient avec un amour tout paternel? « La diphthérite est une affection d'abord locale, qu'on peut détruire sur place par la cautérisation ou l'excision des tissus affectés, et qui devient plus ou moins rapidement générale par la résorption des *produits putrides engendrés par elle* (1).

Cette résorption se fait par les vaisseaux capillaires et lymphatiques ouverts par l'ulcération et la gangrène; car, pour M. Bouchut, il n'y a pas de fausses membranes sans ulcération, et chez quelques malades sans gangrène des muqueuses.

Tous ces symptômes sont pour nous les conséquences et non la cause de l'état général. On connaît l'innocuité ordinaire de la stomatite ulcéro membraneuse non diphthérique, où les mêmes conditions d'infection existeraient cependant.

Quand dans la diphthérie les fausses membranes apparaissent, l'empoisonnement a déjà eu lieu, de même que quand apparaît le chancre induré, l'économie tout entière a été atteinte.

On a trop conclu d'après le raisonnement *post hoc ergo propter hoc ;* si les phénomènes locaux débutent d'ordinaire avant les signes d'intoxication générale, de putridité, cela ne prouve pas que ces derniers en

____

(1) *Traité des maladies des enfants*, p. 923

dépendent, ils ne sont qu'une phase plus avancée de la maladie. A la suite de piqûre anatomique par exemple, on ne constate parfois dans les premiers jours qu'une légère inflammation purulente ; mais, quelque temps plus tard, apparaissent des troubles généraux terribles, des signes d'infection purulente ou putride. On ne pourra cependant pas soutenir que c'est la résorption du pus sécrété par la plaie qui est la cause de ces accidents, car il y a des cas nombreux où les piqûres anatomiques ont déterminé la mort, sans que la plaie ait suppuré(1). La cause réelle est l'absorption d'une matière virulente étrangère. L'économie tarde plus ou moins à réagir suivant les cas, ainsi que cela est démontré pour la syphilis et la rage. Les expériences d'inoculation n'ont pas donné des résultats assez positifs pour qu'on connaisse exactement la durée de l'incubation de la diphthérie.

M. Bourgeois (2) cherchait naguère à expliquer la forme typhoïde ou adynamique de la pharyngite pseudo-membraneuse, la septicémie diphthéritique, par un empoisonnement déterminé par l'ingestion dans l'estomac des sécrétions putréfiées de la muqueuse (Rilliet et Barthez). Des faits de diphthérie cutanée mortelle ruinent cette hypothèse.

Ces théories rappellent celles qu'on faisait jadis de la fièvre typhoïde. Les symptômes de putridité étaient

(1) Nous venons d'en voir un douloureux exemple dans la maladie de notre excellent ami et collègue Ardouin, qui vient de succomber aux suites d'une piqûre anatomique. Il n'y a eu aucun accident du côté de la plaie. (Voir la touchante notice de C. Fernet, *Union médicale*, 16 juillet 1864.)

(2) *Journal général*, t. CIX, p. 441.

dus à la résorption par les ulcérations intestinales des matières putrides contenues dans le tube digestif (lambeaux gangrenés, pus, matières fécales). La clinique a depuis longtemps fait justice de ces hypothèses et appris à ne pas confondre les effets avec la cause.

Nous n'avons pas à réfuter ici toutes ces doctrines, mais nous tenions à bien établir que l'intoxication se fait d'emblée, et qu'une fois le principe septique absorbé, toutes les manifestations dépendent de l'etat général. La contagion fait ressortir la part prise par la vie, et montre que la même cause a des résultats bien différents suivant les sujets qu'elle frappe. Le danger des plaies dans une épidémie d'érysipèle, de diphthérie, tient à ce que l'absorption du virus est facilitée ; les premières manifestations locales apparaissent au point excité, comme dans l'inoculation de la variole, de la syphilis, mais l'économie entière a été intéressée. Une preuve convaincante que le poison diphthéritique n'a pas une action locale spéciale c'est que, lorsque l'intoxication est évidente, les mêmes désordres se produisent sur toutes les muqueuses, sur toutes les plaies, tous les vésicatoires ; c'est alors qu'on peut véritablement appliquer avec M. Axenfeld la comparaison de l'*outre virulente* qui laisse échapper son contenu par les moindres piqûres.

Dans la marche lente le début de la maladie est variable : tantôt c'est un mouvement febrile qui ouvre la marche des symptômes, tantôt les lésions locales seules annoncent la maladie. Les fausses membranes prennent une couleur gris-noirâtre, d'une apparence gangréneuse. Les concrétions sont diffluentes, elles baignent dans une sanie noirâtre et exhalent une odeur infecte, toute l'arrière-gorge est remplie de détritus putrilagineux et semble frappée d'une gangrène profonde (Bourgeois). Elles reposent sur des tissus d'une coloration rouge livide, et les parties qu'elles recouvrent sont souvent tuméfiées; quand on essaye de les enlever, il se fait un écoulement facile de sang noirâtre, ichoreux. L'exsudation diphthéritique s'étale plus rapidement que dans la diphthérie bénigne; c'est dans ces cas surtout que l'on voit les fausses membranes recouvrir comme une seule plaque le voile du palais, les amygdales, la luette. Les fosses nasales sont rapidement envahies. M. Trousseau insiste sur cette manifestation qui est pour lui un fait solennel parce que, « sur 20 individus atteints de diphthérie nasale, 19 succombent» (*Clin*. t I, p. 338). L'engorgement des ganglions du cou est considérable, très-douloureux, il s'accompagne du gonflement du tissu cellulaire voisin; la peau des parties tuméfiées prend parfois une rougeur érysipélateuse de mauvais augure.

Les phénomènes généraux augmentent chaque jour de gravité. Le pouls devient petit et faible, la peau est froide, les téguments décolorés. Le teint est plombé, non violet, le visage est terreux, sans expression, les traits sont très altérés, les forces disparaissent de jour en jour, l'adynamie est de plus en plus profonde. C'est alors qu'apparaissent des hémorrhagies de toute espèce, des paralysies et de l'albuminurie.

L'extension des fausses membranes au larynx ne s'annonce guère que par l'aphonie et par la toux croupale; il est très-difficile de reconnaître si la maladie est compliquée de troubles asphyxiques parce qu'il n'y a pas de réaction vive de l'économie contre ce dérangement fonctionnel. L'asphyxie, quoique masquée et latente, existe cependant dans bien des cas, ainsi que l'a prouvé M. Barthez, qui n'hésite pas à faire pratiquer la trachéotomie à la seconde période du croup malin, et qui a obtenu de fort beaux succès de cette pratique. Tous les praticiens ont insisté sur la ressemblance des effets de l'intoxication et de ceux d'une asphyxie prolongée ; c'est un état comateux profond, typhoïde. Les troubles de l'hématose et l'action septique amènent rapidement l'abolition de toutes les fonctions La maladie n'est cependant pas nécessairement mortelle : *dum vivit, sperare licet* (Pœtronii satyricon).

II. *Forme bénigne* (croup diphthéritique ordinaire). — Dans cette forme, la maladie semble être toute locale, et l'intoxication ne jouer aucun rôle. Les conséquences peuvent être très-fâcheuses à cause du siége où se développent les fausses membranes, dont la présence peut amener l'asphyxie.

Cette forme a deux variétés : dans la première, qui est la plus commune, les fausses membranes se propagent au loin et marchent de la gorge aux extrémités des voies aériennes, c'est le croup ordinaire, dans la seconde, la pseudo-membrane reste limitée au lieu de naissance, c'est le croup *localisé, asphyxique, strangulatoire* (Barthez, *Croup d'emblée.* — (Trousseau).

Autrefois la marche du croup ordinaire se divisait en trois périodes : la première répondait aux localisalions pharyngiennes ; la seconde était caractérisée par les accès de suffocation ; la dernière débutait avec les phénomènes d'asphyxie et d'adynamie.

Le croup n'existe pour nous que lorsque le larynx est envahi ; jusqu'alors il ne s'agit que de la diphthérie pharyngée. Cependant le caractère des altérations de la gorge servira a établir celui du croup. Les pseudo-membranes ont, dans ces cas, une teinte d'un blanc-jaunâtre, ou d'un gris-blanchâtre ; elles sont peu étendues et prennent souvent une disposition stratifiée, un aspect bien membraneux; on les enlève sous forme de lambeaux plus ou moins longs La muqueuse qui les supporte est ordinairement saine, quelquefois plus vascularisée. Les ganglions sous-maxillaires sont légèrement engorgés et indolents. Le tissu cellulaire qui entoure les glandes n'est pas tuméfié.

Le croup localisé débute ainsi que le précédent par des symptômes généraux peu prononcés : un léger mouvement fébrile, quelques phénomènes catarrhaux et un simple malaise. L'arrière-gorge est libre et par conséquent les ganglions sous-maxillaires ne sont pas intéressés. Du reste, les deux variétés ne diffèrent que par le début ; les autres symptômes sont absolument semblables

La toux annonce l'envahissement du larynx ; les caractères varient suivant l'intensité de la maladie et les désordres laryngés. D'abord sèche, elle devient peu à peu rauque, sourde et étouffée; la fréquence est beaucoup plus grande que dans le croup infectieux, parce que l'économie réagit ici avec violence contre l'irritation laryngée, tandis que dans la forme maligne du croup la même excitation n'amène plus les mêmes résultats. Aussi, à mesure que les forces se dépriment, que l'asphyxie se prononce, la toux devient de plus en plus rare. La voix suit une marche parallèle à celle de la toux, et, d'enrouée complétement devient aphone. Cette extinction tient à l'obstruction du larynx, à un trouble d'innervation ou à la présence de fausses membranes sur les parois de l'appareil vocal (Trousseau).

La douleur laryngée est insignifiante, les malades portent leurs mains au cou, poussés plutôt par le besoin de se soustraire à la strangulation.

La respiration s'embarrasse peu à peu, ce n'est d'abord qu'une gêne intermittente qui s'accompagne d'un sifflement laryngo-trachéal pendant l'inspiration. Les *accès de suffocation*, constants dans le croup localisé et d'autant plus intenses que la maladie a moins retenti sur l'économie, se manifestent à la suite d'excitations diverses (efforts de toux, arrivée de pseudo-membranes sur la muqueuse laryngée, émotions, etc.). On a trop souvent répété, après Louis (1), que le croup des adultes n'offre pas d'accès de suffocation ; cela n'est vrai que pour le cas où il y a infection générale et adynamie profonde.

M. Trousseau écrit au contraire : « Chez l'adulte, le tableau est plus effrayant encore. La violence des accès de suffocation, l'espèce de rage qui s'empare du malheureux mourant, étranglé par cet obstacle dont il ne peut se débarrasser, sont impossibles à dépeindre. A la fin, lorsque les lèvres sont devenues livides, lorsque le visage est bouffi, violacé, au dernier

(1) *Croup chez l'adulte* (*Arch gén. de med* 1824, t IV).

terme de l'asphyxie, l'adulte tombe, comme l'enfant, dans cette sorte de stupeur et d'enivrement et meurt ordinairement dans un état de prostration : « *Sic irrequieti assidue, joctantur, donec penitus prostrati, jaceant et strangulati pereant* » (Borsieri.) Je dis ordinairement, parce que, dans quelques cas exceptionnels il est vrai, le malade est subitement emporté dans un accès de suffocation » (1).

Nous trouvons, dans le travail de M. Oulmont (2), des exemples probants de cette opinion. Deux malades meurent d'asphyxie à la suite d'accès de suffocation (p. 389). Voici l'histoire d'un troisième : C'était un jeune homme de 20 ans qui, au quatorzième jour d'une fièvre typhoïde grave, fut pris soudainement de difficulté de la déglutition, d'aphonie, de dyspnée et d'anxiété considérable. L'arrière-gorge était tapissée par une fausse membrane grisâtre, sale, qui s'étendait sur les amygdales énormément tuméfiées. Malgré un traitement énergique, il survint des accès de suffocation, la voix devint croupale. Pendant un de ces accès d'étouffement, l'interne de garde se disposa à faire la trachéotomie; mais le malade mourut pendant les préparatifs, et l'opération fut faite sur un cadavre.

Dans le seul cas de croup que nous ayons vu chez l'adulte, compliqué cependant de signes d'infection diphthéritique, nous pûmes observer, avec le Dr Gibert, des accès de suffocation. Il y avait, il est vrai,

(1) *Clinique*, t. I, p. 323
(2) *Relation d'une épidemie d'angine couenneuse qui a regné a l'hôpital Saint-Antoine pendant les mois de fevrier et mais* 1855 (*Archives gén de méd.*, avril 1856.)

complication d'œdème de la glotte, mais eela ne change
en rien la question.

Le sifflement laryngo-trachéal devient continu ainsi
que l'asphyxie. Il est difficile alors de ne pas accorder
à l'obstacle mecanique, la principale part, et d'attribuer aux troubles seuls de l'innervation une si grande
gêne respiratoire.

M. Roger a bien décrit cette période : « La respiration s'accomplit suivant un mode tout particulier ;
toujours laborieuse, elle est souvent intervertie dans
son rhythme; l'acte respiratoire commence par une expi-
ration brève, suivie d'une inspiration longue, pénible,
serratique, à la suite de laquelle l'enfant, comme
épuisé par l'effort, fait une pose d'un instant. Dans
tous les cas où la dyspnée est intense et l'asphyxie
imminente, la contraction énergique du diaphragme
fait rétracter l'épigastre qui se creuse en une fossette
dont la profondeur est proportionnelle à la gêne de
la respiration. C'est ce qu'on désigne sous le nom de
tirage. La dépression de la région épigastrique n'est,
en aucune maladie, aussi marquée que dans la laryngite pseudo-membraneuse, ce tirage indique toujours
qu'il y a obstacle à la pénétration de l'air dans les
voies naturelles, et que cet obstacle siége au larynx » (1).

L'expectoration de lambeaux membraneux n'est
pas constante, elle ne se fait guère qu'à une époque
avancée de la maladie, à la suite de violents efforts de
vomissements et de toux; elle est suivie parfois d'un

______

(1) *Séméiotique des maladies de l'enfance*, p 89; Paris, 1864.

calme complet, analogue à celui que procure la trachéotomie, mais les concrétions diphthéritiques se
reproduisent rapidement et il ne faut pas se mé-
prendre sur la valeur de ce mieux apparent. M. Trousseau regarde cette expulsion de fausses membranes
comme un signe peu favorable quand on est forcé de
recourir à la trachéotomie. L'asphyxie se prononce de
plus en plus, et le malade meurt dans un accès de
suffocation ou dans un état d'adynamie profonde, suite
de l'asphyxie lente produite par le collapsus des vésicules pulmonaires (Sée), la congestion des poumons
consécutive à la gêne respiratoire ou par l'extension
des fausses membranes dans les bronches.

Nous aurons à revenir, lors du traitement, sur les
phénomènes propres à l'asphyxie.

§ 2. — VALEUR DES SYMPTÔMES.

Après ce tableau général, nous allons rechercher ce
qui témoigne de la nature diphthéritique de ces affections couenneuses laryngées en examinant successivement la valeur des symptômes, des lésions et les preuves de spécificité fournies par la contagion.

*1° Phénomènes correspondants a l'irritation laryn-
gée et a la présence des fausses membranes dans cet
organe.* La toux n'est, on le sait, qu'une convulsion
brusque et saccadée des muscles expirateurs. Elle re
connaît pour cause une impression réfléchie qui a son
origine ici à la surface du larynx. Son existence est
donc naturelle, et ses caractères dépendent de causes
toutes physiologiques. Sa fréquence diminue à mesure

que la maladie s'aggrave, parce que la même excitation ne produit plus le même effet La chaîne nerveuse nécessaire à l'accomplissement de la série de transformations qui constituent l'action réflexe est rompue, et toute sympathie entre les organes a disparu (1).

M. Lallement, qui a développé avec une grande habileté le mécanisme physiologique du croup, attribue à l'insensibilité de la muqueuse la disparition de l'action réflexe Dans le croup cette anesthésie tiendrait à l'adynamie profonde, à l'intoxication générale diphthéritique ou à l'asphyxie elle même On comprend facilement ainsi pourquoi a la troisième période la toux et les accès de suffocation cessent.

Les altérations de la voix tiennent à des modifications bien compréhensibles. Les fausses membranes empêchent les vibrations sonores des cordes vocales, et jouent le rôle d'un parchemin mouillé entre les an ches d'une clarinette ou d'un basson (Trousseau).

L'œdème des cordes vocales contribuerait pour une large part à ce résultat d'après M. Turck. (L'exan en laryngoscopique aurait montré cet œdème qu'on ne retrouve pas à l'autopsie)

Pour M. Lallement la présence de fausses membranes dans le larynx ne suffit pas pour expliquer ces modifications de timbre; l'intervention du système musculaire est nécessaire. L'observation curieuse que M. Charles lui a communiquée, et qu'il donne à l'appui de son opinion, est trop importante pour que nous ne la résumions pas ici.

(1) Rouget, dans *Leçons sur le diagnostic et le traitement des principales formes de paralysies des membres inferieurs*, par Brown-Séquard, traduit par Gordon Paris 1864, p. 57

OBSERVATION. Une petite fille de 30 mois, apres quelques jours de toux, est prise de gêne respiratoire et de toux violente. Le quatrieme jour, après ces accidents, on l'apporte a l'hôpital : la veille elle avait eu des accès de suffocation. On constate alors : respiration difficile, sans bruit laryngé ; depression épigastrique assez prononcee pendant l'inspiration ; pas d'engorgement ganglionnaire au cou ; rougeur de la muqueuse de la gorge. « *La toux est sonore, la voix enrouee.* » Sonorité moins marquée du côté droit de la poitrine et en arriere, en ce point le murmure vesiculaire n'est pas entendu. dans les grandes inspirations on perçoit quelques râles muqueux. On diagnostique une broncho-pneumonie

Pendant la nuit, respiration plus difficile ; *voix toujours presque normale.* Mort à sept heures du matin par les progrès de l'asphyxie. A l'autopsie, fausse membrane qui obstruait presque toute la cavité du larynx et s'étendait jusque dans les parties superieures de la trachee, noyaux de pneumonie lobulaire.

Les altérations de la toux et de la voix ne seraient donc pas toujours proportionnelles aux lésions de structure des organes phonateurs. La persistance fréquente de l'enrouement et quelquefois de l'aphonie après la disparition de fausses membranes prouve l'influence de l'innervation. M. Lallement a rendu un grand service en attirant l'attention sur ce fait qui prouve, selon nous, que la trachéotomie est souvent indiquée, alors même que les troubles de la voix sont peu considérables.

L'aphonie pourra donc dépendre des fausses membranes, des troubles d innervation, de la paralysie des muscles des cordes vocales (Ozanam, Seutin), de la fatigue des organes (Vauthier), de l'adynamie de la puissance musculaire inspiratoire, et de la quantité insuffisante d'air inspiré (Blaud). Les accès de suffocation, le sifflement laryngo-trachéal, sont des phénomènes du même ordre que les précédents, qui se retrouvent dans toutes les laryngites aigues des enfants et particulièrement dans la striduleuse.

Le tirage est le tableau fidèle du trouble apporté aux mouvements respiratoires par la galvanisation du bout central du pneumogastrique (Lallement, p. 55). C'est aussi une action réflexe dont le point de départ est plus spécialement au larynx, ainsi que la clinique l'a démontré.

La dyspnée, les signes d'asphyxie, sont communs à toutes les affections des voies respiratoires; ils sont toujours plus prononcés quand l'obstacle siége au larynx. Les fausses membranes expectorées ne nous donnent pas un signe pathognomonique, puisque nous n'admettons pas que les concrétions couenneuses soient nécessairement diphthéritiques, et qu'il est impossible de distinguer les spécifiques des autres.

La forme de ces fausses membranes servira au diagnostic. M. Laboulbène (*loc. cit.*, p. 85) a montré que l'examen histologique a une importance assez grande pour faire reconnaître d'où provient la concrétion pseudo-membraneuse.

Nous concluons donc qu'aucun des phénomènes locaux, pris isolément, n'est propre à la diphthérie, et que leur groupement seul a de l'importance.

2° *Valeur des phénomènes généraux.* Dans le croup infectieux, les symptômes généraux indiquent bien la nature septique de la maladie, mais à eux seuls ils ne pourraient cependant les faire reconnaître. Dans les croups secondaires, par exemple, il est presque impossible de distinguer ce qui appartient à la maladie primitive et à la diphthérie, parce que les caractères de la

malignité sont communs à toutes les maladies. — Les
meilleurs observateurs avouent leur incapacité.

Les symptômes généraux ne servent pas même à
distinguer au début les variétés de croup, car, quoique
la diphthérie commence d'ordinaire insidieusement,
elle peut aussi débuter par des phénomènes fébriles,
dans la forme maligne (Trousseau) comme dans la
forme bénigne. L'appareil fébrile ne pourra pas davantage servir à différencier, comme le croient
MM. Lewin et Ebert, la laryngite pseudo membraneuse non spécifique de la diphthérie du larynx. —
Cependant nous pensons avec les médecins de Berlin
que, dans la laryngite couenneuse inflammatoire, les
symptômes fébriles sont plus marqués. Bretonneau in-
sistait déjà sur la prédominance des symptômes inflammatoires dans l'angine polypeuse.

Les troubles digestifs : perte d'appétit, vomissements, diarrhée, n'ont rien de spécial. Les phénomènes nerveux trouvent une explication facile dans les
désordres physiologiques ; nous ne parlons, bien entendu, que du croup simple. L'agitation, le délire, les
convulsions même peuvent n'être que des troubles
sympathiques dus à l'irritation laryngée, ou des conséquences de la congestion cérébrale causée par la gêne
de la circulation. Tous ces symptômes, jusqu'à l'état
typhoïde et comateux, peuvent être produits par un
vice de l'hématose. Ils ne sont donc spécifiques en aucune manière.

3° *Valeur de l'albuminurie.* On a voulu faire de l'albuminurie un symptôme très-important pour distinguer la diphthérie des affections qui la simulent ;

comme cette altération de l'urine n'a pas encore reçu une valeur définitive, nous croyons utile d'étudier sa signification clinique. Cette complication avait déja été signalée par M. Rayer, et en Angleterre par les Drs Waie et Jame; mais c'est à MM. Sée, Bouchut et Empis que revient l'honneur d'en avoir montré la fréquence dans le croup. Depuis leurs communications, elle a été constatée par tous les observateurs.

Cette altération de l'urine tient à des causes qui varient, et qu'il est important de préciser.

M. Bouchut (1) regarde l'asphyxie comme une des causes les plus ordinaires de l'albuminurie, et donne comme preuve de son opinion la cessation, dans quelques cas, de l'albuminurie, avec le rétablissement de l'hématose après la trachéotomie.

M. E. Robin avançait déjà, en 1851 (2) que dans les cas d'asphyxie l'urine se charge d'albumine; mais il eut le tort d'attribuer ce phénomène anormal à la transformation insuffisante de l'albumine en urée dans l'acte de la respiration ; hypothèse que M. Jaccoud a complétement renversée (trav. cit., p. 84).

M. Lorain (3) explique l'albuminurie asphyxique soit dans diverses asphyxies brusques, soit dans le croup, par une hyperémie rénale.

M. Germe (4) a repris cette question, et croit que dans l'asphyxie le trouble de la circulation veineuse amène une congestion rénale suivie du passage de l'al-

(1) *Traite pratique des maladies des nouveau-nes*, p. 254
(2) Compte rendu de l'Académie des sciences, 1851 *des Causes du passage de l'albuminurie dans les urines.*
(3) *De l'Albuminurie ;* thèse d'agrégation 1860, p 90.
(4) *Qu'est-ce que l'albuminurie ?* Paris, 1864.

bumine dans l'urine. Il a constaté ce fait dans des bronchites capillaires et dans des bronchites chroniques, avec ou sans emphysème.

M. Barthez (1) semble admettre que l'albuminurie du croup dépend parfois de l'asphyxie.

Quoique l'existence de cette cause ne soit pas encore entièrement démontrée et que la physiologie expérimentale n'ait pas éclairé ce point intéressant, nous croyons qu'on doit toujours tenir compte de l'état des fonctions respiratoires du sujet pour interpréter la valeur de l'albuminurie.

M. Sée (2), en démontrant que l'asphyxie n'est pas nécessaire à la production de l'albuminurie, va trop loin dans ses conclusions lorsqu'il nie entièrement son influence. Ses objections à la doctrine de M. Bouchut, qui fait dépendre l'albuminurie de la résorption des produits putrides ou purulents, nous semblent plus vraies.

L'albuminurie peut être due à l'état général de l'économie. et elle est semblable à celle que l'on observe dans toutes les fièvres et phlegmasies fébriles intenses; c'est alors probablement une déviation du type normal des mouvements nutritifs, déviation qui consiste en une perturbation passagère ou durable dans les phénomènes d'assimilation et de désassimilation des matières albuminoïdes (Jaccoud).

Dans certains cas de paralysie amyotrophique, l'albumine, rejetée au dehors par l'appareil rénal, pro-

(1) Lettre à Rilliet (*Gazette hebdomadaire*, 1859, p 760)
(2) *Bulletin de la Société médicale des hopitaux* t IV.

vient, suivant M. Gubler (1) qui donne à cette forme le nom significatif d'albuminurie consomptive ou colliquative, d'un mouvement exagéré de dénutrition.

La question est donc fort complexe, et il ne sera pas toujours facile de déterminer le point de départ de cette alternative qui reconnaît tantôt une cause, tantôt une autre.

MM. Maugin (2) et Bergeron pensaient que l'albuminurie servirait peut être à distinguer le croup simple de la diphthérie laryngée ; l'expérience n'a pas sanctionné cette hypothèse, dont la confirmation eût été précieuse pour le diagnostic.

M. Lewin (3) croit aussi que ce signe ne se rencontre que dans la vraie diphthérie, et l'attribue à une altération rénale. Ce point n'a jusqu'ici été traité en Allemagne que dans des articles de journaux.

Pour M. Barbosa (4), la présence de l'albuminurie aggrave le pronostic quand elle n'est pas le résultat de la congestion rénale ; sa disparition est de bon augure, et l'indication d'enlever les canules après la trachéotomie.

Mais M. Roger (5) n'accorde aucune valeur à l'albuminurie qu'il a rencontrée dans le croup bénin.

M. Sée a vu des croups qui, tout en ayant les carac-

(1) *Paralysie amyotrophique consecutive aux maladies aigues* (*Gaz med*, 1861)

2) *Moniteur des hôpitaux*, 1858

(3) *Deutsche Klinick* les articles de MM Wiedasch, Kohnemann, Volaqurt, Rischenmaistei, Ebert Veit en 1862, et de M Muller en 1863

(4) *Estados sobres o garrosilho on crup* Lisbonne, 1861. — Compte rendu, par P Garnier. (*Union med*, 1862.)

(5 *Bulletin de la Societe medicale des hopitaux* t IV, p. 346

tères apparents d'une affection localisée présentaient néanmoins l'altération des urines.

M. Trousseau (1) regarde l'albuminurie comme un accident fréquent, mais qui, dans l'état actuel de nos connaissances, ne peut avoir qu'une signification restreinte au point de vue du traitement et du pronostic.

Pour M. Hervieux (2), l'albuminurie n'a jamais dans la diphthérie la valeur séméiologique qu'on avait tenté de lui attribuer.

M. Bricheteau (3) ne considère l'albuminurie que comme un symptôme d'une valeur restreinte, qui apparaît aussi bien dans la forme bénigne que dans la forme grave.

Nous avons souvent trouvé de l'albumine dans les urines des nombreux malades atteints de croup que nous avons soignés; cette constatation ne nous a jamais donné de grands renseignements ; mais nous croyons cependant que, lorsque l'albuminurie est persistante et prononcée, c'est un signe grave qui indique une perturbation profonde de l'économie.

L'albuminurie se rencontre dans toutes les maladies aigues ; sa présence ne peut donc servir beaucoup au diagnostic de la nature de l'affection. Elle est certainement plus fréquente dans la diphthérie que dans les inflammations simples du larynx ; mais on ne doit se servir de cette notion qu'avec prudence.

5° *Valeur des éruptions.*— M. Sée appela, en 1858, l'attention des médecins sur certaines formes d'érup-

(1) *Clinique*, t. I, p 369.
(2) These d'agregation 1860, p 49.
(3) These, 1861, p. 69.

tions survenant dans le croup quelques jours après la trachéotomie. Elles consistent en taches rouges siégeant sur toute la surface du corps, excepté à la face, non accompagnées de vésicules miliaires et non suivies de desquamation. Cet érythème à marche rapide n'aggrave nullement le croup et ne doit pas être confondu avec la scarlatine

Plusieurs médecins distingués ne voulurent voir dans ces éruptions que des scarlatines plus ou moins anormales (Maugin, Peter, p. 18) ; mais d'autres bons observateurs ont reconnu la forme décrite par M. Sée ; M. Garnier a rencontré dans quatre cas l'érythème scarlatiniforme, et sa durée a toujours été éphémère. M. Blondet (1) l'a observée plusieurs fois ainsi que M. Bricheteau.

Dans l'épidémie d'angine maligne décrite par M. Delbet, il y avait un exanthème presque constant, formé ¡de petites taches lenticulaires plus ou moins serrées les unes contre les autres, mais plus confluentes; cette éruption apparaissait du quatrième au cinquième jour de la maladie, n'avait que trois jours de durée et n'était jamais suivie de desquamation (thèse citée, p. 20).

M. Alméras, dans une thèse fort instructive, admet que les idées de M. Sée sont le résultat de l'observation sévère des faits et de leur saine interprétation. « Pourquoi ne surviendrait-il pas dans le croup un exanthème semblable à celui que nous avons étudié dans la variole, le choléra, la miliaire? Rien ne s'y oppose *a priori*, et d'autre part, les caractères de ces érup-

(1) *De l'exanthème diphthéritique*, p. 16

tions sont toujours identiques dans ces affections diverses (1). »

Nous concluons avec ce dernier auteur que l'exanthème scarlatiniforme n'a rien de spécial, puisqu'il se retrouve dans les circonstances les plus variées à la suite de l'ingestion de la belladone, du stramonium, de l'opium (M. Monod), et dans la plupart des maladies aigues.

6° *Valeur de la marche de la maladie.* — Un des meilleurs arguments invoqués en faveur de la spécificité du croup diphthéritique est tiré de la marche de la maladie Bretonneau l'avait admirablement saisi et en avait fait la base de son édifice. Les observations subséquentes n'ont fait que confirmer ce point. On n'admet plus que la production des fausses membranes soit due à l'écoulement d'un fluide séreux, âcre et virulent, agissant à la manière de la cantharide sur les muqueuses; mais on reconnaît comme un des principaux caractères de la diphthérie sa tendance a l'extension, ainsi que la reproduction incessante de l'exsudat plastique.

Le début par le pharynx, déjà mentionné par Samuel Bard, Starr, Michaelis, Astruc, Chomel, d'après le *Compendium de médecine* (2), doit être considéré comme le plus fréquent; mais la maladie peut débuter par le larynx, la trachée ou les bronches, et se propager en rayonnant de ces points. Les exemples de ces faits sont bien connus.

(1) *Du rasch, ou exanthèmes scarlatiniformes confondus avec les scarlatines,* par Jacques Almeras Paris, 1862

(2) *Compendium de médecine pratique,* par MM de la Berge et Monneret, 1837, 2 vol., p. 563,

La diphthérie seule a-t-elle cette propriété d'extension ? La question est difficile à résoudre : les pathologistes les plus autorisés hésitent à la trancher; MM. Pidoux, Bergeron, Sée, ne regardent pas cette marche progressive comme spéciale au mal égytiac: ils la retrouvent dans leurs croups plastiques, couenneux, communs et scarlatineux. La plupart des médecins cependant donnent une grande importance à cet ordre de succession des symptômes. M. Trousseau, par exemple, s'en sert comme pierre de touche dans les circonstances difficiles. C'est par lui qu'il distingue l'angine pseudo-membraneuse scarlatineuse de la diphthérie secondaire; si les fausses membranes descendent au larynx, il y a complication de diphthérie.

L'érysipèle des muqueuses a une marche entièrement semblable; il se rapproche du reste par beaucoup d'autres caractères de la maladie dont nous nous occupons; on ne peut confondre ces deux maladies que dans quelques cas sur lesquels nous aurons à revenir.

Si l'on discute sur la spécificité de la marche des affections couenneuses diphthéritiques, on ne met pas en doute que la maladie ne puisse se localiser, c'est-à-dire parcourir tout son cours sans provoquer d'autres manifestations que celles du point de depart. Cela s'observe sur toutes les muqueuses, à la conjonctive, au vagin, au pharynx. La localisation au larynx n'aura donc rien de surprenant, et le croup localisé, croup d'emblée, est admis par tous les auteurs français.

Les médecins de Berlin, dont nous avons déjà souvent parlé, considèrent comme non diphthéritiques la plupart des cas de croups d'emblée; ainsi ceux de Sau-

ceiotte, Millet, Magier, Vauthier, Isambert. Leur ré-
futation, vraie pour quelques observations seulement,
n'est pas fondée, parce qu'elle ne repose que sur
l'examen des lésions constatées, et nous démontre-
rons plus loin que l'anatomie pathologique est impuissante à résoudre la question.

Il est cependant à remarquer que le début par le
larynx est très-exceptionnel dans le croup diphthéritique, tandis qu'il est la règle dans la laryngite
pseudo-membraneuse simple. Pendant notre année a
l'hôpital des Enfants, nous n'avons constaté d'une
manière très-nette qu'une ou deux fois le début laryngé. Quand on rassemble les cas de croup spécifique débutant par le larynx, on s'aperçoit qu'ils sont
en petit nombre. M. Trousseau déclare que, dans la
presque totalité des cas, le croup débute par le pharynx; il n'a vu que de très-rares exceptions à cette
règle, et cependant c'est un des médecins qui a observé, et bien observé, le plus grand nombre de
croups.

Sur 55 cas de croup, M Millard n'a vu que 8 fois
le début laryngé; encore 5 de ses observations ne
sont-elles pas très-concluantes à ce point de vue
(obs. 17, p 149, examinée au septième jour ; obs. 26,
p 194, croup suite de rougeole; obs 28, p 198, encore
suite de rougeole ; obs. 44, p. 224, on trouve des lésions pharyngées à l'autopsie; obs. 52, maladie au huitième jour); des trois autres, la première est manifeste-
ment diphthéritique : l'enfant vient d'un village où
règne le croup (obs. 50, p. 235); la deuxième (obs. 10,
p 145) offre un croup ordinaire guéri par la trachéo-

tomie, et la troisième est peut-être un exemple de croup aphtheux (obs. 13, p. 153).

M. Bricheteau, pendant l'année de son internat, a observé sur 182 cas de diphthérie, 24 croups simples non compliqués ou précédés d'angine couenneuse. Il n'est pas facile de déterminer la valeur de ces croups, parce que les observations ne sont pas détaillées, et surtout parce que M. Bricheteau ne s'est pas occupé des circonstances dans lesquelles ces affections ont apparu. Il signale cependant que, chez 4 enfants, le croup sans angine se déclara à la suite d'une rougeole et présenta tous les caractères du croup secondaire.

Bien des observations données sont passibles des mêmes reproches. Au contraire, dans la plupart des récits de croups sporadiques (la diphthérie peut être sporadique) la maladie a nettement débuté par le larynx. On ne peut supposer que les médecins qui les rapportent aient oublié d'examiner la gorge. C'est un moyen cependant de se débarrasser des objections et dont on s'est trop souvent servi.

Il est donc important de connaître le début et la marche de la maladie pour remonter à la question de nature. Quand les fausses membranes s'étendent peu à peu du pharynx aux bronches, le doute n'est guère possible; quand, au contraire, l'affection couenneuse reste laryngée du commencement à la fin le diagnostic sera difficile, et la contagion seule pourra le confirmer

7° *Valeur des paralysies.*— Depuis quelques années, les paralysies consécutives à la diphthérie ont été si

fréquentes qu'on en a fait un des principaux caractères de cette maladie. Un moment même on voulut
voir l'intervention de la diphthérie dans toute maladie aigue suivie de phénomènes analogues, lorsque
M. Gubler avertit de la fausse voie dans laquelle on
s'engageait.

Dans un travail remarquable (1), ce savant médecin
établit que la paralysie généralisée peut être la suite
de maladies aigues autres que la diphthérie. On la voit
survenir apres des maladies aigues virulentes ou sep-
tiques, comme le choléra, la dysentérie, la fièvre typhoïde, les fievres éruptives, et après des maladies
purement inflammatoires, telles que l'angine tonsillaire, l'herpès guttural, la pneumonie. Nous ne pouvons donner ici les interprétations ingénieuses et éle-
vées contenues dans ce mémoire ; les faits portent avec
eux leur signification ; ils ne peuvent être mis en doute,
et a moins de n'y voir qu'une singulière et inexplicable
coincidence, nous ne savons pas trop quels arguments
peuvent les renverser.

Cependant nous tenons à être bien compris ; la
paralysie diphthéritique existe parfaitement pour
nous, les symptômes, la marche peuvent n'avoir rien
de pathognomonique mais la cause est spécifique.
Les observations sont trop nombreuses pour qu'on
puisse mettre en doute cette cause. Nous en possédons
plusieurs que, sans la crainte d'allonger ce travail.
nous intercalerions ici. La diphthérie n'a pas l'apa-
nage exclusif de ces phénomènes, mais il faut recon-

(1) *Des paralysies dans leurs rapports avec les maladies aigues et
specialement des paralysies astheniques diffuses des convalescents*
(*Archives gen. de med*, 1861, p. 61.)

naître qu'elle en est la cause la plus fréquente. C'est
ce que tend à démontrer le travail de M. Roger (1),
qui, du reste, à notre avis n'infirme en aucune manière
les opinions de M. Gubler. M. Roger en effet admet
la possibilité des paralysies consécutives aux maladies
aigues dont il a vu quelques exemples (quatre seulement). La proposition sur laquelle s'appuie le mémoire (la fréquence des cas est un élement des plus
essentiels pour la détermination d'une espèce nosologique nouvelle) n'a force de loi que pour légitimer
l'expression de paralysie diphthéritique, elle ne s'étend
pas au dela. De ce que la paralysie diphthéritique est
plus fréquente que celle qui suit l'érysipèle (Pidoux),
la pneumonie (Leudet) ou toute autre maladie aiguë,
il n'en résulte pas que la diphthérie seule puisse entraîner ces phénomènes. La donnée de frequence n'a
donc qu'une valeur relative; c'est un signe de présomption utile pour le diagnostic ; mais, comme les
déductions de la statistique, il ne renferme qu'un certain degré de certitude Nous insistons sur ce point
parce que trop de médecins ont conclu de la paralysie à la diphthérie On croyait que la paralysie diphthéritique avait un type bien caractérisé, mais M. Gubler a prouvé que beaucoup de cas observés s'écar-
taient de la marche donnée comme immuable, et que
toutes les paralysies peuvent prendre une générali-
sation semblable. Cependant nous croyons que
MM. Trousseau et Maingault ont décrit la marche la
plus ordinaire de ces affections, et en la donnant
comme type, ont bien rendu l'ordre de succession qui

(1) *Archives gen de med* , 1862, t I

s'observe dans la majorité des cas. On comprend que nous ne puissions pas entrer dans plus de détails, l'actualité de cette question nous en dispense.

L'interprétation des causes de ces paralysies a varié. On pensa d'abord qu'elles dépendaient de l'albuminurie, mais on ne tarda pas à s'apercevoir qu'il n'y avait aucun rapport entre ces deux symptômes. Les paralysies seraient-elles analogues à celles qui suivent les asphyxies par la vapeur du charbon ou par une occlusion des voies respiratoires; car M. Faure (1) a prouvé que dans ces deux cas tous les phénomènes ne dépendaient que des troubles de l'hématose. Mais, répond M Roger (2), cette paralysie n'est pas plus commune dans le croup, où l'asphyxie est plus ou moins complète, que dans l'angine couenneuse où les phénomènes de suffocation sont beaucoup moins marqués ; et de plus ce n'est pas à la période asphyxique de ces affections, c'est pendant la convalescence qu'on voit se développer les troubles de l'innervation.

L'opinion de M. Trousseau (3), qui regarde ces paralysies comme le résultat de l'intoxication de l'économie par le principe morbide qui donne lieu a la diphthérie elle-même, est celle qui rallie le plus grand nombre de partisans M. Trousseau compare ces paralysies à celles qui surviennent dans certaines cachexies, à celles des fièvres graves, de l'empoisonnement par le plomb, des inhalations de sulfure de carbone (4), etc.

(1) *Archives gen de med* , 1856, 5ᵉ serie, t VII, p 299
(2) *Bulletin de la Societe de medecine des hôpitaux*, 20 juillet 1859 : Rapport sur le memoire de M Maingault
(3) *Clinique*, t I, p. 394
(4) *Memoire sur les accidents que détermine le sulfure de carbone*, par A. Delpech. Paris, 1856. — *Nouvelles recherches*, 1863.

M. Gubler trouve la condition prochaine de ces paralysies, qu'aucune espèce nosologique ne peut revendiquer à titre de symptôme propre et exclusif, dans une circonstance commune à tous les cas observés, dans l'*etat asthénique*. Il assimile ces paralysies à celles qui dépendent de la chlorose, de l'anémie, des épuisements nerveux ; elles se rattachent directement à l'état de débilité de l'économie.

M. Sée (1) a cherché dans la physiologie pathologique l'enchaînement des accidents déterminés par les angines. Il nous semble que ses hypothèses sur la paralysie gutturale et généralisée tendent à confirmer les idées de M. Gubler sur la non spécificité possible de ces paralysies.

M. Lallement (2) a complété cette étude. Il voit dans l'*irritation spéciale* causée par l'inflammation diphthéritique de la muqueuse des voies aériennes le point de départ de tous les symptômes qui se produisent dans le cours de la maladie, et qu'il considère comme des phénomènes réflexes. Les nerfs sensitifs conduisent cette excitation à l'isthme de l'encéphale, et là l'impression se transforme en phénomènes spasmodiques (toux, sifflement laryngé et convulsions) par l'intermédiaire des nerfs moteurs ; en paralysie des vaisseaux, d'où la congestion, l'augmentation des sécrétions (albuminurie, diabète) par l'intermédiaire des nerfs vaso-moteurs.

Plus tard, lorsque les lésions diphthéritiques ont disparu, une modification difficile à apprécier, mais bien probable dans l'excitation locale, favorisée par l'épui-

(1) *Union medicale*, 1861 12 fevrier *Paralysies angineuses.*
(2) *Loc. cit.,* p 94

sement général de la convalescence, produit des phénomènes inverses, mais analogues comme mécanisme,
dans les deux ordres de nerfs ; alors surviennent, toujours par action réflexe, la paralysie des muscles du
larynx et du pharynx, l'engouement pulmonaire, les
accidents cardiaques, les congestions multiples, la paralysie diffuse de tous les membres. Ces conclusions
conduisent, il nous semble, à affaiblir l'idée de la spécificité, et nous nous étonnons que M. Lallement n'ait
pas osé se prononcer sur la valeur des paralysies diphthéritiques, surtout après ces lignes : « Des considérations semblables pourraient être appliquées à toutes
les paralysies consécutives aux maladies aigues avec
localisation quelconque (angine, fièvre typhoïde,
pneumonie, dysentérie), en un mot, chaque fois qu'à
un état général manifesté par de la fièvre *se joindra un
trouble local* capable de réagir sympathiquement sur
l'organisme entier (p. 95). »

M. Bouchut professe depuis longtemps que les accidents paralytiques consécutifs à la diphthérie ne sont
que des phénomènes de *convalescence,* entièrement
analogues aux convulsions, vésanies, névralgies qui se
voient dans ces conditions. M. Garnier se rattache à
ces idées.

Cette étude ne date que de quelques années, et il ne
serait pas prudent de conclure trop vite. Ces paralysies auraient-elles passé inaperçues ainsi que les paralysies diphthéritiques ? ou sont elles dues à la constitution médicale régnante ? En tout cas, dans l'état
actuel de la science, on ne peut regarder l'apparition
de la paralysie après un croup comme un signe absolu

de diphthérie. Ce sera un élément important de diagnostic, mais qui ne saurait être décisif.

En résumé, l'interprétation des divers symptômes nous a fait voir qu'il n'en est aucun de vraiment spécifique. C'est par leur union qu'ils prennent une valeur réelle. Les caractères donnés par Bretonneau . « Il est dans la nature de l'inflammation diphthéritique de prendre de l'extension et de persévérer (p. 368) » sont certainement les meilleurs Ils ne sont peut-être pas inébranlables, mais dans nulle autre maladie ils ne sont si prononcés. La connaissance de la marche générale est donc d'un haut intérêt.

Les lésions sont-elles plus pathognomoniques, fournissent-elles des signes plus certains ?

§ 3 — Valeur des lésions

La diphthérie de Bretonneau avait pour lésion, sinon patognomonique, du moins constante, la pseudomembrane formée sur une muqueuse saine. Les recherches anatomo-pathologiques nouvelles ont confirmé ce caractère, et l'on considère en France l'exsudation fibrineuse comme le fait important, l'état de la muqueuse comme très-accessoire. Les traités classiques qui résument le plus fidèlement l'état actuel de la science française en sont la preuve.

Ainsi, M. Trousseau dit (1) : « La membrane muqueuse au-dessous est parfaitement saine, à cela près de la destruction de l'épithélium ; et si elle paraît quelque-

______
(1) *Clinique*, t. I, p 315.

fois creusée, c'est qu'autour de l'exsudation elle est tuméfiée et forme une sorte de bourrelet. L'ulcération est un fait exceptionnel ; généralement, je le répète, la membrane muqueuse est saine, ou du moins ne présente d'autre altération qu'une vascularisation plus prononcée. »

« La membrane muqueuse sous-jacente aux fausses membranes, écrivent MM. Rilliet et Barthez (1), se présente sous un aspect varié. Elle est quelquefois parfaitement saine. » Albers, Hache, avaient vu de pareils faits. Les lésions inflammatoires ne sont pas d'ordinaire considérables (2). Valleix ne fait pas mention de la muqueuse et ne s'occupe que des fausses membranes.

M. Laboulbène, qui a fait de nombreuses recherches histologiques, résume ainsi les caractères des lésions diphthéritiques :

« Productions plastiques, grisâtres ou jaunâtres, disposées par plaques plus ou moins épaisses au milieu d'un boursouflement de la muqueuse, adhérentes, pouvant plus tard devenir brunâtres, noirâtres, ayant l'aspect gangréneux et une grande fétidité. Muqueuse sous-jacente, à peine excoriée et non ulcérée. ›

« Dans la diphthérie, dit M. Gubler, la couche plastique n'est guère que surajoutée à la muqueuse intacte. »

Nous ne relèverions pas le reproche étrange qu'un auteur allemand fait aux auteurs français, d'avoir méconnu les vrais caractères de la diphthérie, s'il ne

____

(1) *Traite des maladies des enfants*, t. I, p 274
(2) *Guide du medecin praticien* 1860, p. 419

servait de base à toute une théorie qu'il est fort important de connaître.

M. Lewin (1) affirme, et M. Ebert donne la sanction à cette manière de voir, que la distinction entre le croup simple et le croup diphthéritique est facile au moyen de l'anatomie pathologique seule.

M. Lewin n'admet pas, comme la plupart de ses compatriotes, par diphthérie une simple altération particulière (il échapperait alors à notre discussion), mais une maladie infectieuse qui se montre sous la forme adynamique ou asthénique, septicémique, débutant par le pharynx, s'étendant au larynx, et suivie de phénomènes généraux graves; paralysie, albuminurie. C'est en tout point, on le voit, la diphthérie de Bretonneau.

Dans la diphthérie laryngée cet auteur trouve toujours une infiltration fibrineuse de la muqueuse, et dans le croup une simple exsudation de même nature sur une surface saine.

M. Lewin a généralisé trop vite sur quelques faits ; et, s'il était nécessaire de donner ici un exemple du danger d'une semblable conduite, le seul tort de Bretonneau n'est-il pas d'avoir nié la mort par septicémie, décrite par les anciens, en comparant toutes les épidémies à celle qu'il avait sous les yeux et dans laquelle c'était l'asphyxie qui tuait?

Personne, en France, ne souscrirait aux conclusions de M. Lewin. Averti par son travail, nous avons souvent examiné avec soin l'état anatomique des muqueuses respiratoires chez des enfants morts avec

(1) Travail cité in *Berliner Klinick Wochenschrift* 1864.

tous les symptômes de la diphthérie donnés par M. Lewin lui-même, sans rencontrer de lésion caractéristique. Toujours la muqueuse paraissait saine. Nous n'avons pas fait, il est vrai, d'examen microscopique, mais, quand l'infiltration fibrineuse existe, il est facile de la reconnaître à l'œil nu. M. Lallement n'a pas été plus heureux que nous (Thèse, p. 34).

Du reste, M. Lewin ne trouve pas, dans les écrits publiés en Allemagne, des confirmations à sa théorie ; aussi est-il entraîné par le besoin de sa cause à porter sur ses compatriotes un jugement bien sévère. Ainsi Canstatt (1), Friedreich (2), Ruhle (3), Niemeyer (4), Hasse (5), Rokitansky ont, à son avis, négligé et mal compris la diphthérie et le croup au point de vue clinique comme au point de vue anatomo-pathologique.

Nous préférons de beaucoup les opinions développées par M. Friedreich (Thèse, p. 43), qui ne considère toutes ces lésions que comme des processus divers de la même maladie. Nous verrons que les idées de M. Lebert s'en rapprochent.

Nous avons recherché si l'infiltration fibrineuse avait été observée dans quelques épidémies, persuadé que des auteurs, comme MM. Lewin et Ebert, ne se sont pas laissé tromper, et n'ont pas pris, à l'exemple d'une foule de médecins, la décomposition noirâtre

(1) *Traite de pathologie et de therapie,* 1843
(2) *Maladies du larynx et de la trachee* in *Virchow's pathologie et therapie,* 1854.
(3) *Monographie sur les maladies du larynx,* 1861
(4) *Traite,* 1863.
(5) *Anatomie pathologique speciale des organes respiratoires,* 1841.

de fausses membranes pour des altérations de la muqueuse. Nous serons forcé de parler des cas de gangrène, parce qu'il est si facile de confondre la lésion diphthéritique allemande avec la gangrène que Virchow même l'appelle une leuconécrose. Les altérations de la muqueuse ont plus souvent été constatées sur les amygdales et le pharynx que dans le larynx lui-même.

M. Becquerel (1), dans une épidémie d'affections pseudo-membraneuses et gangréneuses observée à l'hôpital des Enfants malades de Paris, en 1841, affection qui nous semble de la même nature, a vu la gangrène succéder à l'angine membraneuse; elle ne ressemblait du reste pas à une infiltration fibrineuse; car, dans la première période, la muqueuse, d'abord gonflée, inégale, rugueuse, ramollie, d'une couleur gris-verdâtre, et d'une odeur fétide, versait à sa surface une certaine quantité de pus sanieux, grisâtre, était convertie en une véritable eschare (p. 191); dans une seconde période, rarement observée, car la mort arrivait avant, on trouvait quelquefois une ulcération grisâtre, inégale, fétide, gangréneuse. La muqueuse en rapport avec les fausses membranes a été généralement trouvée beaucoup moins altérée dans le larynx que dans le pharynx.

M. Ancelon de Dieuze (2), en 1855, a rencontré dans une série d'angines gangréneuses, l'exsudation pseudo-membraneuse gutturale, et le sphacèle de la muqueuse et du tissu cellulaire sous-jacent.

<hr>

(1) *Gazette médicale* 1843, p. 690.
(2) *Gazette hebdomadaire* 1855.

M. Chapare (1) a aussi observé une double épidémie de diphthérie et d'angine gangréneuse.

M. Isambert (2), dans son travail sur les affections
diphthéritiques, arrive a conclure que l'anatomie pathologique n'est pas encore en mesure de donner le
dernier mot de la question. L'intégrité des muqueuses
au-dessous des fausses membranes, qu'on avait donnée comme caractère distinctif des exsudations diphthéritiques, n'est pas constante. Elle l'est davantage
dans le larynx et la trachée que sur le pharynx et les
amygdales. Mais M. Isambert a observé plusieurs fois
de véritables eschares, des pertes de substances au-
dessous de la fausse membrane (p. 438).

M. Gubler (3) a donné plusieurs observations de
diphthérie dans lesquelles la muqueuse est fortement
intéressée.

La deuxième observation de son article sur l'angine
maligne est une angine sphacélo-diphthéritique. L'enfant de la malade a contracté le croup. A l'autopsie,
on reconnaît « une eschare de la muqueuse infiltrée
par le produit de l'exsudation plastique. » Nous retrouvons la même forme dans l'observation si intéressante de Catherine Van Derk, contenue dans le mémoire sur la *Paralysie amyothrophique*, du médecin de
Beaujon.

M. Lebert (4) distingue deux formes d'exsudations
laryngées : la diphthéritique et la croupale. « La véritable exsudation diphthéritique a lieu dans l'épais-

(1) *Gazette hebdomadaire*, 1855, avril
(2) *Archives gen de med.* 1837, p. 433.
(3) *Archives gen de med* 1857, mai
(4) *Anatomie pathologique*, t. I, p. 586

seur de la muqueuse elle-même, et ne produit nullement à la surface libre des exsudations pelliculeuses étendues; elle tend plutôt à l'ulcération, à une espèce de nécrose moléculaire, qu'à une exsudation avec intégrité de la muqueuse. »

Avec Rokitansky, il appelle *croupale*, toute espèce d'exsudation fibrineuse un peu compacte.

Heureusement que M. Lebert ajoute plus loin : « La différence anatomique est du reste plus appréciable que la définition clinique entre les exsudations croupales et diphthéritiques; les deux états peuvent se combiner d'une manière variée. »

M. Pérate (1) décrivant la forme grave de la diphthérie, dit qu'on voit souvent la muqueuse qui sert de substratum aux plaques diphthéritiques se sphacéler.

Dans plusieurs observations de M. Millard (2) nous retrouvons des caractères d'infiltration fibrineuse.

Dans l'observation XXVII, les amygdales sont d'une coloration blanc-grisâtre, sans fausses membranes ; la muqueuse du larynx n'est nullement injectée; elle est grise, un peu épaisse, et présente quelques taches noirâtres à la face postérieure du cartilage thyroïde.

Dans l'observation XXIX, p. 200, croup, bronchopneumonie, altération du sang, pas de fausses membranes dans les organes respiratoires; mais la muqueuse est sale, grisâtre, sans ulcérations.

M. Delbet (3) dans son épidémie d'angine maligne à la Ferté-Gaucher, épidémie dont la nature, pour

(1) These 1858, p. 18
(2 Thèse 1858, p 197.
(3) These 1860 *Angine maligne.*

moi, est évidemment diphthéritique, malgré l'absence de croup, décrit une gangrène dont les caractères ont du rapport avec ceux de la diphthérie allemande.

M. Bricheteau a trouvé dans quelques cas, chez des enfants qui avaient succombé au croup infectieux, une adhérence particulière de la fausse membrane, qui n'existait plus qu'à l'état de détritus pulpeux; la muqueuse était évidemment altérée dans sa structure; sa surface présentait un pointillé formé en divers points par de petites plaques grisâtres, inégales, faisant saillie, et ailleurs, par de petites ulcérations qui n'auraient pu loger la tête d'une épingle.

En 1858 et 1859, M. Roger observe des accidents consécutifs à la présence de la canule dans la trachée, en nombre beaucoup plus grand que les années précédentes La multiplicité de ces cas est attribuée par lui à la nature particulière de l'épidémie, et non uniquement à l'action mécanique de la canule sur les tissus. Les ulcérations, le plus souvent, correspondaient au bec de la canule, mais il y en avait de spontanées qui dénotaient le mauvais état général. Chez la plupart des malades, on constatait les marques évidentes d'une inflammation variable en intensité, et d'une *tendance morbide ulcéreuse et même gangréneuse.*

M. Bouchut ne paraît pas considérer l'ulcération et la gangrène comme des phénomènes exceptionnels, ainsi que le prouve son aphorisme 373. « Dans la diphthérie, l'ulcération et la gangrène qui existent au-dessous et au pourtour des fausses membranes ont plus d'importance que la fausse membrane elle-même, car c'est l'érosion des capillaires qui est la cause de l'absorption des matières putrides et de l'engorgement des glandes lymphatiques correspondantes. »

M. Laboulbène (1) a vu des exemples incontestables de gangrène dans la diphthérie ; il en fait même une forme : « La diphthérie gangréneuse, ou accompagnée de sphacèle, dans laquelle les accidents de putridité dominent, cette variété de diphthérie, est, dit-il, heureusement fort rare. »

Il est utile, pour comprendre nettement la question, de comparer les affections couenneuses du larynx à celles de l'œil. Au premier abord, rien de moins diphthéritique que cette affection observée premièrement en Allemagne, et que M. J. Gibert (2) a le premier en France décrit d'une manière complète. En effet, dans la diphthérie, la fausse membrane repose sur une muqueuse saine ; dans l'ophthalmie nouvelle, la muqueuse est infiltrée, perd toute vascularité, s'ulcère ; dans la diphthérie, l'inoculation n'a jamais donné de résultats positifs ; dans l'ophthalmie. l'inoculation est suivie d'accidents graves ; enfin, tandis qu'à Berlin le croup est rare et l'ophthalmie assez fréquente, à Paris, où le croup diphthéritique fait de si grands ravages, on compte les exemples de cette forme d'ophthalmie.

Ces différences, radicales à première vue, font comprendre pourquoi on a voulu lui refuser la nature spécifique et comment MM. Racle et Lorain (3) ont eu

---

(1) *Loc. cit*, p. 334.
(2) *De l'ophthalmie diphthéritique*, par J Gibert (*Arch. gen. de med*, 1857)
(3) Valleix, 4ᵉ édition, 1860, t I, p 532

raison dans une certaine limite de nier la spécificité de cette forme. Les causes de cette affection peuvent en effet être très-variables. Il est incontestable pour nous que la vraie diphthérie peut provoquer cette lésion ; mais, ainsi que pour la fausse membrane, d'autres agents produisent les mêmes résultats.

Nous tirons une de ces causes de l'excellent ouvrage du Dr Wecker. « Une conjonctivite diphthéritique et non liée à des causes constitutionnelles se manifeste à la suite des brûlures de la conjonctive ; ce sont surtout les cautérisations avec la chaux et la potasse caustique qui ont eu cet effet. Il est plutôt question ici d'une coagulation des masses fibrineuses et albuminoïdes, dans le tissu de la conjonctive et à sa surface, provoquée par l'action directe de l'agent chimique. Néanmoins, ces cas de diphthérie ont toutes les suites fâcheuses que nous avons indiquées (1). » L'élimination, les accidents du côté de la cornée, la marche sont les mêmes.

On a donc mal interprété les idées allemandes, et on s'est laissé tromper par le titre. Il faut nécessairement remonter à la cause. L'ophthalmie *réellement diphthéritique* peut prendre deux formes : la pseudo-membraneuse simple (croupale des Allemands), et la forme pseudo-membraneuse compliquée d'infiltration fibrineuse (diphthéritique des Allemands). On n'a qu'à lire, pour s'en assurer, les diverses observations des conjonctivites observées en France pendant de vraies diphthéries.

(1) *Traité théorique et pratique des maladies des yeux*, par L. Wecker. Paris, 1862, p. 85.

M. Bouisson (1) a vu ces deux formes mais la diphthérie n'est pas pour lui la seule source de l'ophthalmie
pseudo-membraneuse.

Nous pourrions trouver sur les autres muqueuses
les mêmes enseignements. Ainsi Scanzoni (2) a décrit des
vaginites croupeuses et des vaginites diphthéritiques
(sens allemand), qui reconnaissent des causes toût
autres que la diphthérie. Cependant, on a souvent, en
France, observé ces lésions dans le cours de la vraie
diphthérie.

Nous sommes donc en droit de conclure, après ce
long et sérieux examen, que, si la diphthérie se défi-
nissait soit par la fausse membrane soit par l'infiltration fibrineuse, de maladie, elle descendrait à n'être
qu'un simple état morbide. Les lésions ne sont donc
pas plus spécifiques que les symptômes, et, dans les cas
litigieux, ne pourront en aucune manière trancher la
question. Seulement, si nous ne tenons compte de leur
valeur qu'au point de vue du pronostic ; l'infiltration
fibrineuse dans la diphthérie a un cachet de gravité
plus grand que la pseudo-membrane sur une muqueuse saine.

L'étude attentive de ces altérations permettra parfois de reconnaître l'état général, mais c'est à cela que
se borne toute leur importance.

Valeur de l'altération du sang. — M. Millard (3) a
signalé le premier une altération remarquable du

<hr>

(1) *Remarques sur l'ophthalmie pseudo-membraneuse. (Montpellier
medical,* t III, 1859)
(2) *Traité pratique des organes sexuels de la femme*, par de
Scanzoni, trad. de Don et Socir., 1858.
(3) Thèse 1858, p. 37 *Tracheotomie dans le croup*

sang; celui-ci, au lieu d'être d'un rouge plus ou moins foncé, est brun et comparable soit à du jus de pruneaux, soit à du jus de réglisse; il tache les doigts comme la sépia, et les caillots qu'il forme ont par leur mollesse une sorte de ressemblance avec du raisiné cuit. Les artères, au lieu d'être vides, contiennent autant de sang que les veines.

Cette altération du sang est un indice flagrant de septicité; mais il n'est pas prouvé qu'elle soit spéciale à la diphthérie. Elle est, du reste, encore trop mal connue pour qu'il soit possible de l'invoquer comme preuve certaine.

§ 4 — PREUVES D'IDENTITÉ TIREES DE LA CONTAGION

Après avoir étudié les principales formes du croup diphthéritique, il nous reste à démontrer qu'elles sont toutes de même nature, et que la diphtherie est une entité morbide bien déterminée. L'anatomie pathologique n'apporte pas de preuves suffisantes, et la symptomatologie ne peut être invoquée que lorsque la marche de la diphthérie est complète; dans les cas simples, les symptômes seuls ne peuvent servir à juger la question. Il faut alors remonter aux causes.

La contagion vient trancher toutes les difficultés et rapprocher les choses les plus dissemblables. Quoi de plus séparé au premier abord que cette laryngite accompagnée de quelques phénomènes inflammatoires et cette affection terrible qui prostre l'économie et amène en quelques jours la putridité? que l'angine couenneuse en apparence la plus simple, et l'angine diphthéritique maligne? La contagion réunit ces diverses formes aussi facilement que la varioloïde et la variole maligne, la fièvre typhoïde bénigne et la maligne. Tout semble dépendre du sujet, du terrain où s'est développée la graine.

Les différences apportées par les épidémies sont immenses ; mais « c'est une erreur de croire que sous l'influence d'une constitution médicale dominante, qu'elle soit transitoire ou stationnaire, tous les sujets atteints puissent et doivent être frappés à un égal degré ; c'est une plus grave erreur de vouloir établir un diagnostic différentiel entre chaque degré de la manifestation pathologique, comme quelques-uns tentent de le faire. Que deviendraient alors les idées positives qui ont cours, touchant l'intensité oscillatoire de l'action des causes épidémiques, et les résistances organiques individuelles à ces mêmes causes ? » (Ancelon de Dieuze, *Gaz. heb.*, 1855.)

La contagion de la diphthérie n'est plus mise en doute, tandis que celle du croup est encore discutée.

La différence de nature expliquerait les dissidences qui ont régné depuis Home sur la contagion. Le croup diphthéritique seul posséderait les propriétés contagieuses. Royer-Collard (1), qui n'admet qu'une seule espèce de croup primitif, caractérisée par une fausse membrane dans le larynx et une irritation spasmodique, ne la croit pas contagieuse ; cependant il ajoute : « Une seule circonstance pourrait induire en erreur à cet égard : c'est lorsque le croup se manifeste au milieu d'une épidémie d'angine gangréneuse, et qu'il paraît

(1) *Dictionnaire des sciences médicales*, 1813, art. *Croup*, p. 458.

s'étendre et se propager comme cette dernière maladie ; mais alors n'est-ce pas à l'angine gangréneuse qu'appartient exclusivement le caractere contagieux ? »

Bretonneau a montré l'identité de nature de cette angine gangréneuse et du croup, il serait facile pour nous de déduire que Royer-Collard n'admettait la contagion que pour le croup diphthérilique.

Nous ne pouvons ici revenir sur les preuves de la contagion du croup diphthéritique : elles abondent dans tous les ouvrages actuels. M. Roger a même pu établir la durée de l'incubation qui varie de deux à sept jours. Nous ne nous occuperons pas non plus de l'inoculabilité ni de la non-inoculabilité, parce que les éléments nécessaires à la solution définitive du problème ne sont pas encore de nature à entraîner la conviction. Les courageuses expériences de MM. Trousseau et Peter n'ont heureusement pas eu de résultat.

Dans une même épidémie on peut trouver tous les degrés, depuis l'inflammation simple jusqu'aux désordres les plus considérables. La cause a été la même ; les sujets ont différemment résisté.

A la Maison de santé, en 1858, M. Vigla (1) observa une épidémie dont voici la succession : Un enfant de 20 mois meurt d'intoxication diphthéritique. Le 13 juin, son père, qui s'est coupé l'orteil, a une fausse membrane sur ce point, le 16 juin, guérit. Le même jour, une petite fille de 4 ans et demi prend une vulvite pseudo-membraneuse et meurt. Enfin, le 11 juin, la mère a une angine pseudo-membraneuse et guérit.

______

(1) *Bulletin de la Société de medecine des hôpitaux*, t IV, p. 116.

M. Vigla conclut en réclamant, au nom de la nosologie, l'identité de nature pour la diphthérie bénigne et pour la diphthérie grave.

Peu de temps après, M. Guérard observa dans une même famille les faits suivants : Un enfant meurt d'un croup laryngé ; deux jours après deux jeunes filles ont des angines érythémateuses très-bénignes ; quelques jours après le père est pris d'angine pseudo-membraneuse ; enfin deux autres personnes sont encore atteintes d'angines, l'une simple, l'autre couenneuse. N'est-il pas évident que la cause est la même, et qu'il est difficile de contester la nature identique de ces diverses affections, même des angines érythémateuses.

La thèse si instructive de M. Peter renferme de nombreux exemples de faits semblables. Dans l'observation 17, page 28, due à M. Roger : apparition successive d'angines couenneuses graves et bénignes, puis d'angines simples, et même de laryngite.

Dans l'observation 18 : « Développement successif d'angines dites *couenneuses communes*, puis d'angines diphthéritiques et de croup chez des individus en communication fréquente ; la maladie pseudo-membraneuse, bénigne à son origine, revêt en se transmettant un haut caractère de malignité ; les malades contagionnants guérisssent ; les malades contagionnés succombent. »

Dans une relation faite à la Société de chirurgie (séance du 26 décembre 1860), par M. Beaupoil, nous voyons succéder au croup des angines couenneuses d'intensité variable et des angines ordinaires, c'est-à-dire sans fausses membranes : la contagion dans ces faits est évidente (Guersant).

M. Laboulbène rapporte plusieurs observations qui prouvent que la forme locale et bénigne engendre parfois une maladie généralisée et mortelle.

M. Bricheteau cite dans sa thèse des exemples de contagion parfaitement analogues.

Il est à remarquer que, dans tous ces cas, le croup a toujours été précédé d'angine couenneuse. Nous avons nous-même des observations semblables ; mais comme elles ont été prises à l'hôpital, elles pourraient être contestées. Nous nous bornerons à donner le récit sommaire d'une épidémie de diphthérie à laquelle nous avons assisté, et dont nous devons les détails à l'obligeance du Dr Gibert.

OBSERVATION. Mme C....., 26 ans, tempérament lymphatico-nerveux, est prise de mal de gorge, le 7 décembre 1862 ; amygdale gauche rouge et légèrement tuméfiée ; frissons. Le 8, fièvre, courbature : point noirâtre au centre de l'amygdale gauche qui est tuméfiée et violacée. Œdème du voile du palais et de la luette, ganglions sous-maxillaires tuméfiés et douloureux à gauche. Le soir, fausse membrane adhérente sur l'amygdale gauche. Cautérisation au nitrate d'argent Le 9, la plaque couenneuse a fait de grands progrès ; ce qui frappe, dit M. Gibert, c'est que l'œdème précède la fausse membrane et qu'il a l'apparence gélatineuse, d'une couleur jaune ambrée.

Traitement par l'eau pulvérisée chargée de tannin, l'œdème diminue. Le 10, amélioration ; la marche des fausses membranes semble arrêtée. Le 11, au soir, respiration sifflante ; malaise général, inspiration très pénible ; la muqueuse pharyngée est d'un rouge tres-vif. M. Gibert constate au toucher un œdeme des replis aryténo-épiglotiques. Le 12, accès de suffocation, scarification des bourrelets avec l'ongle ; soulagement subit, mauvais état général. Le 13, plusieurs accès de suffocation, dyspnée continue, trachéotomie. L'opération n'amena pas un premier soulagement. Mort dans un état d'adynamie profonde.

Mme C... a été atteinte le 7 décembre ; son plus jeune enfant, garçon de 4 ans, est pris le 9 décembre ; plaques couenneuses sur les amygdales et le pharynx, se renouvelant assez rapidement ; symptômes généraux peu accusés

Il traîna sa maladie du 9 au 16 décembre, où il est pris de symptômes de croup (voix éteinte succédant a la toux croupale); respiration obscure, mais ce qui domine c'est la faiblesse, pouls misérable, tendance à la syncope, difficulté extrême à faire manger le petit malade; guérison vers le 21 décembre.

Son frere, garçon de 7 ans, séparé du précédent depuis le 9 décembre, et transporté dans une maison assez éloignée, est pris le 13 décembre. Plaques couenneuses sur les amygdales et le pharynx pendant six a sept jours; guérison.

La petite P.. , âgee de 2 ans et demi, habitant une maison voisine, n'ayant communiqué ni avec Mme C ... , ni avec ses enfants. excepté le dimanche 7 decembre, quand Mme C. ... etait encore debout, quitte la côte d'Ingouville le 9 decembre A ce moment elle n'avait aucun symptôme d'angine. On l'emmène à 1 kilometre Le lendemain de son arrivee dans ce lieu, 10 décembre a dix heures du matin, apparition de plaques couenneuses sur chaque amygdale. Elle quitte de suite cette maison, et rentre dans la sienne. Guerison au bout de huit jours.

La famille G ..,chez laquelle la petite P . était restée quelques heures, quitte immédiatement son domicile et va a 3 kilomètres. Huit jours après le départ de la petite P... ., l'enfant, âgé de 10 mois, est atteint d'angine couenneuse et succombe au croup.

L'observation de Mme C..... est l'histoire d'une maladie infectieuse au premier chef (Gibert); il serait impossible de ne pas y voir nne intoxication diphthéritique. Les premiers troubles n'apparaissent que le 7 décembre; mais la maladie avait déjà eu une incubation. Le 9, un de ses enfants est pris d'angine couenneuse: on pourrait mettre en doute la contagion, si M. Roger n'avait démontré d'une manière irréfutable que l'incubation peut ne durer que deux jours. Le frère n'est pris que le 13 décembre; il aurait eu une incubation de quatre jours, si la contagion venait de l'enfant malade, ou du moins si elle venait de la mère. La petite P..... a vu ses parents le dimanche 7;

l'angine apparaît le 10 ; rien ne s'oppose à ce qu'on croie à la contagion. Enfin la petite G....., après avoir été quelques heures seulement avec la précédente, meurt du croup huit jours après. Il est vrai que dans le quartier habité par cette petite fille, il y a eu plusieurs enfants atteints d'angine couenneuse et soignés aussi par le médecin de la famille, M. le Dr Maire. Nous croyons cependant ici à la contagion.

Ces faits nous démontrent aussi que la diphthérie infectante pour les uns, a été bénigne chez les autres.

La contagion explique les accidents qui surviennent dans le cours des épidémies de diphthérie. sans cependant avoir été précédés de tous les symptômes ordinaires de la maladie, et qui ont frappé tous les observateurs, même M. Lewin, qui reconnaît alors une diphthérie occulte.

La contagion l'emporte sur les symptômes et sur les lésions ; elle suffit pour établir la nature de la maladie. Les laryngites couenneuses inflammatoires et herpétiques ne sont pas contagieuses. La laryngite diphthéritique possède cette funeste propriété.

CHAPITRE IV.

AFFECTIONS COUENNEUSES DU LARYNX DANS LA SCARLATINE.

Croup scarlatineux.

Nous devons avertir, pour qu'on ne se méprenne pas sur notre pensée, que nous croyons que la diphthérie vient souvent compliquer d'autres maladies ;

nous reconnaissous donc la possibilité de la diphthérie secondaire; mais ici nous avons cherché à prouver qu'on ne peut pas toujours croire à son existence lorsqu'il se développe une fausse membrane sur une muqueuse.

Depuis la connaissance du croup, on a signalé la coïncidence de la scarlatine avec cette affection.

Le *Traité de pathologie* de J. Frank (*loc. cit.*, p. 102) renferme une longue énumération des auteurs qui l'ont indiquée. Bretonneau n'avait jamais vu l'inflammation scarlatineuse du pharynx se propager dans le larynx; et après lui on pensa généralement que le croup n'est alors qu'une diphthérie concomitante. C'est l'opinion formulée par M. Trousseau, dans ses *Leçons sur la scarlatine* : « Je suis d'autant plus disposé à adopter cette manière de voir (que la diphthérie s'est jetée à la traverse de la scarlatine), que dans quelques circonstances le larynx est envahi » (*loc. cit.*, p. 16).

Graves qui, un des premiers, a attiré l'attention sur cet accident, ne semblait pas y voir une complication de diphthérie. M. O. Ferréal a vu dans une épidémie de scarlatine deux exemples de croup dont il ne met pas en doute la nature scarlatineuse. Ses deux malades avaient présenté des plaques pseudo-membraneuses sur les tonsilles; mais ils avaient une éruption scarlatineuse assez marquée pour dissiper tous les doutes.

M. Jaccoud (1) n'hésite pas à admettre, d'après les symptômes et la marche de l'affection décrite par les précédents auteurs, qu'il s'agit dans ces cas du mal égyptiac.

(1) *Clinique de Graves*, trad par Jaccoud, t I, p 411

Sans aucun doute la propagation de la maladie ressemble à la marche de la diphthérie; mais est-ce suffisant pour une affirmation complète?

M. Barthez ne conclurait sans doute pas si vite, puisque, suivant lui : «Il faut dans la diphthérie séparer l'angine de la scarlatine, même lorsqu'elle revêt la forme pseudo-membraneuse, et aussi lorsque, par une marche très-rapide, elle envahit les voies aériennes» (1).

M. Sée (2) va plus loin dans ses objections. Non-seulement le croup qui arrive tardivement dans la scarlatine n'est pas diphthéritique; mais il peut se présenter à toutes les périodes de cette pyrexie et être scarlatineux.

Dans une forme commune, mais que souvent on méconnaît, c'est un croup simple débutant par le larynx qui est la première manifestation de la fièvre éruptive. On diagnostique diphthérie et scarlatine, tandis que le croup est scarlatineux d'emblée.

Dans d'autres cas, le début de la scarlatine a lieu par une affection couenneuse allant du pharynx au larynx, l'éruption sur la peau n'arrivant qu'après.

Enfin, parfois la peau est envahie la première; l'arrière-gorge est prise ensuite; il s'y développe une angine pseudo-membraneuse tardive qui se propage au larynx. Pour établir ces trois formes, M. Sée fait avec soin le diagnostic de la nature de l'affection; il prend en considération le foyer de l'épidémie, la contagion. Une fièvre ardente, des produits plastiques considé-

(1) Discours à la Société de médecine des hôpitaux (*Bull* t IV, p 145).
(2) *Bull* , t IV, p. 202

rables ou facilement décomposés, sont pour lui des signes de présomption ; l'exanthème donne la certitude. L'éruption scarlatineuse diffère des érythèmes de la diphthérie par la prolongation de l'éruption, l'abondance et la persistance de la desquamation.

La durée des propriétés contagieuses, le développement fréquent d'une albuminurie sanguinolente, et d'hydropisie, sont des caractères plus particuliers à la scarlatine qu'à la diphthérie.

Plusieurs médecins ont déjà donné leur adhésion à cette nouvelle doctrine. M. Moynier (1) cite à son appui un fait observé par MM. Vernois et Archambault dans lequel un croup de cette espèce aurait donné la scarlatine aux personnes environnantes.

De nombreux exemples de ce genre se sont présentés à M. Bouchut en 1858 et 1859. « Je dirai même que l'épidémie de croup à laquelle nous avons assisté est la suite de l'épidémie de scarlatine qui a régné toute l'année précédente, et au commencement de cette année à Paris, tant le rapport entre ces deux maladies me paraît intime D'abord c'était la scarlatine sans le croup, puis des cas de scarlatine compliqués de croup, un peu plus tard des croups suivis de scarlatine, et enfin le croup tout seul sans éruption scarlatineuse. La présence de l'albuminurie dans les deux tiers des cas confirme encore ce rapprochement que l'étude attentive des malades avait fait naître (2).

Les mêmes faits auraient été observés en Portugal. Nous lisons dans l'examen de l'ouvrage de M. Barbosa

---

(1) *Des accidents graves qui surviennent dans le cours de la rougeole et de la scarlatine*, p 216, par E. Moynier, Paris, 1860

(2) *Loc cit*, p. 359.

par M. Garnier : « Un rapport manifeste existe entre les fièvres éruptives et le croup. La coïncidence de l'angine simple et diphthéritique ou même gangréneuse dans ces cas, et l'apparition fréquente du croup, consécutivement à la scarlatine surtout, semblent dénoter une relation de cause à effet de plus en plus étroite à mesure qu'on l'étudie davantage. Dans l'épidémie de Lisbonne comme dans celle de Paris en 1860, et comme dans le cas de Ferrand et de tant d'autres, l'affection diphthéritique était liée à la scarlatine, analogie encore augmentée, dit l'auteur, par l'albuminurie commune aux deux maladies (1).

M. Laboulbène, tout en avouant que la diphthérie et la scarlatine se compliquent souvent, croit cependant au croup scarlatineux.

Les affections couenneuses qui se développent dans le cours de la scarlatine ont une signification tout autre suivant la période dans laquelle elles apparaissent (nous exclurons ici les cas où la contagion démontre l'intervention de la diphthérie). En effet, lorsque le malade est tombé dans une débilité profonde, les productions couenneuses sont de simples phénomènes cachectiques. Lorsque ces affections se développent avant cette période, il faut bien leur reconnaître une cause spécifique, qui n'est autre que la fièvre éruptive elle-même. Ici comme partout la contagion apportera les meilleures indications.

Nous n'avons vu que trois fois la scarlatine compliquer le croup. Mais la pyrexie a paru à une époque trop éloignée pour qu'il soit possible de la rapporter

(1) *Union médicale*, 1862, p. 148

à l'affection laryngée. Une autre fois le croup se développa chez un scarlatineux, dans ce cas encore nous n'oserions affirmer la nature scarlatineuse de la maladie, parce que dans la même salle se trouvaient des enfants atteints de diphthérie.

Notre propre expérience ne servira donc pas à édifier la forme nouvelle sur une base plus solide. Nous avouons seulement notre tendance à en reconnaître l'existence.

CHAPITRE V.

AFFECTIONS COUENNEUSES DU LARYNX DANS LA ROUGEOLE.

Croup rubéolique.

La rougeole est caractérisée presque autant par l'existence du catarrhe des voies aériennes que par l'éruption morbilleuse cutanée. Aussi dans tous les cas rencontre-t-on des signes de laryngite légère ; voix altérée, toux rauque et douleur au niveau du larynx. Cette affection n'a d'ordinaire aucune fâcheuse signification, cependant elle peut dans quelques circonstances dégénérer en laryngite striduleuse (faux croup de Guersant), en laryngite pseudo-membraneuse, ou encore en laryngite ulcéro-gangréneuse. La seconde de ces formes est la seule qui nous intéresse en ce moment. Quelle en est la valeur ? L'apparition des fausses membranes est-elle suffisante pour faire admettre que la diphthérie est venue compliquer la fièvre éruptive ?

Nous retrouvons ici les mêmes divergences d'opinion que nous avons si souvent mises en relief. Pour nous cette lésion n'est pas significative, nous ne croyons à sa nature diphthéritique que lorsqu'elle est démontrée par l'ensemble des circonstances, par une marche bien nette.

La symptomatologie de cette affection varie beaucoup. MM. Rilliet et Barthez ont vu plus souvent les symptômes de la laryngite pseudo-membraneuse secondaire que ceux du vrai croup. Ceci dépend de l'état du sujet, et nous nous en occuperons tout particulièrement dans l'étude des cachexies.

L'observation suivante, qui ne prouve malheureusement que dans une limite restreinte l'utilité de la trachéotomie, nous a présenté tous les caractères du croup primitif :

OBSERVATION *Croup secondaire pendant une rougeole, trachéotomie, mort sept jours après.* — Le 25 avril, on apporte, dans salle Saint-Jean, n° 24 (hôpital des Enfants, service de M. Bouvier), un petit garçon de 3 ans, atteint depuis trois jours de rougeole, et qui etouffe depuis la veille Il asphyxie; la dyspnée est considerable, le tirage tres-prononcé, la dépression sternale tres-marquée; grande agitation, anxiété extrême. La face est très congestionnée, les levres sont bleuâtres. M. Roger, présent à l'arrivee de l'enfant, fait pratiquer immédiatement la trachéotomie par M. Guialdes. L'operation est suivie d'une perte notable de sang, l'introduction de la canule est difficile et ne peut être faite d'emblée.

L'enfant respire grandement; quelques instants après l'opération il sourit à son pere, tout émerveillé du changement subit de son enfant.

L'éruption rubéolique est très-vive, les taches sont d'un rouge bleuâtre.

Le soir, l'enfant va bien, il a dormi; la peau est chaude, legèrement moite; la respiration reguliere, pas exageree de frequence; l'enfant a pris du bouillon, il boit tres bien Il est

impossible d'examiner la gorge : il n'y a pas de tuméfaction
des glandes sous-maxillaires Le 27, rejet de quelques débris
de fausses membranes Rhumatisme articulaire le 29 Mort le
1er mai.

Il serait, croyons-nous, difficile de démontrer la
nature diphthéritique de ce cas ; les circonstances exté-
rieures étant mal connues, et la cause réelle nous ayant
échappé. — Il ne nous est pas possible d'analyser ici
la valeur des nombreuses observations de croup rubéolique, parce que les renseignements sur les causes
ne sont pas toujours suffisants.

Nous renvoyons donc simplement aux travaux de
MM. Dechaut, Lombard, West, Boudet, Andral, etc.
M. Gintrac (1) a vu un croup rubéolique, qu'il ne sem-
ble pas regarder comme diphthéritique.

Dans la plupart des cas les pseudo-membranes sont
limitées aux voies respiratoires et n'ont pas une
marche progressive.

L'apparition de cette complication à une époque
déterminée de la rougeole (entre le 4e et le 13e jour,
par MM. Rilliet et Barthez) ne serait-elle pas un argument favorable à ceux qui ne voient dans la présence des fausses membranes qu'un acte morbide dépendant de la même maladie. La diphthérie, au contraire, ferait irruption à toutes les périodes.

Dans la phlegmasie gastro-intestinale, complication
si fréquente dans la rougeole, la muqueuse du tube
digestif se recouvre parfois de fausses membranes
(Boudin et Rufz). Personne cependant n'a considéré
ce produit plastique comme une lésion diphthéri-

1) *Pathologie interne et thérapie médicale*, t IV p. 440.

tique. Pourquoi ce qui est vrai pour la muqueuse intestinale ne l'est-il plus pour celle des voies respiratoires, alors que toutes les autres altérations sont semblables, et que les conditions sont les mêmes ?

CHAPITRE VI.

AFFECTION COUËNNEUSE LARYNGEE DANS L'ERYSIPELE.

Croup érysipélateux.

L'érysipèle, dont le siége habituel est la peau, se développe aussi sur les muqueuses. Dès les temps les plus reculés de notre art, jusqu'au siècle dernier, les auteurs ont tous insisté sur la gravité de la rétrocession de l'érysipèle vers les organes intérieurs. Hippocrate, Galien, Hoffmann, Sydenham, Boerhaave, Van Swieten, Borsieri, Lorry, ont propagé cette doctrine. L'aphorisme suivant d'Hippocrate (1) montre que le début par les muqueuses ne lui avait pas échappé : « Il est fâcheux, dit le père de la médecine, qu'un érysipèle répandu au dehors rentre en dedans, mais avantageux que du dedans il vienne en dehors »

Cullen, le premier, nie l'érysipèle des voies respiratoires, et, à partir de cette époque, on méconnut cette affection des muqueuses. L'école anatomique, en ne distinguant pas cette inflammation spéciale de l'inflammation ordinaire, contribua pour beaucoup à

(1) Sect vi, aphor. 21.

la faire oublier. Aujourd'hui le doute n'est plus permis d'après les observations de MM. Pidoux, Gubler,
Gull (l'inflammation pénétrant dans le larynx formait
la complication la plus redoutable), Goupil et les
nombreux travaux dont les plus importants sont ceux
de MM. Trousseau, Aubrée, Labbé, Pihan, Cornil.

Nous renvoyons, pour l'historique de ce sujet, au
savant article de notre collègue et ami M. Cornil (1).

Notre but est de chercher si l'érysipèle produit,
dans son évolution, des pseudo-membranes sur les
muqueuses, et particulièrement dans le larynx.

M. Gubler, dont le nom se retrouve dans tous les
progrès faits de nos jours en pathologie, et à qui on
doit plusieurs observations intéressantes d'érysipèle
interne (2), considère certaines pseudo-membranes
comme des lésions érysipélateuses. Ainsi, pour lui,
les cas de Léveillé (3) (croup compliqué d'érysipèle de
la face) et de M. Hardy (4) ne sont pas de véritables
inflammations diphthéritiques, mais une forme d'érysipèle qui, sur le tégument externe, se serait caractérisé par la formation de bulles avec exsudation plastique.

M. Caneva (thèse citée) a observé, avec M. Gubler,
un cas d'érysipèle grave dans lequel le malade rejeta
une membrane entièrement semblable à une production diphthéritique provenant des voies respiratoires.
L'examen microscopique montra que c'était du muguet.

(1) *Archives gen de med*, t. XIX, 5e série, 1862.
(2) *Comptes rendus de la Societe de biologie*, 1856 *erysipele intestinal (Archives gen de med*, 1860, p. 704)
(3) *Nouvelle bibliotheque medicale*, t IV, 1829
(4) *Bulletin de la Societe medic. des hopit*, 1er septembre 1850 Le
procès-verbal ne parle que d'érysipele de la face.

Il nous a été difficile de réunir de pareils faits, car d'une part, dans les cas de croup où apparaît l'érysipèle, on le considère comme une complication ; et d'autre part, dans les travaux sur l'érysipèle, on ne tient pas compte des cas où se rencontrent des fausses membranes. Il y aurait cependant à rechercher les relations qui existent entre les deux affections.

D'après J. Frank, Balbiani aurait vu le croup survenir chez un militaire à la suite de l'application d'une solution de sulfate de zinc sur les yeux affectés d'une forte inflammation érysipélateuse.

La thèse de M. Labbé (1) ne renferme que peu de renseignements sur ce point.

M. Aubrée (2) n'a pas constaté d'altérations parti-.culières dans le larynx, mais il a vu (obs. 4, p. 37), sur la face interne des joues, des pellicules opalines, minces comme une peau de baudruche,

M. Cornil qui, le premier, a décrit les phlyctènes produites sur les muqueuses par l'érysipèle, ne reconnaît pas à cette maladie la faculté de développer des fausses membranes. L'observation de M. Léveillé n'est pas pour lui un érysipèle franc. « Le larynx, la trachée et les bronches, étaient recouverts d'une pseudo-membrane épaisse, consistante, résistante, et par sa description il est facile de ne pas y voir une vraie fausse membrane diphthéritique. » Mais est-il suffisant de constater une fausse membrane grise, résistante, épaisse, quelquefois stratifiée et tachée de sang, pour croire à la diphthérie? C'est une probabilité

(1) These de Paris, 1858.
(2) These de Paris, 1857.

seulement. M. Cornil en donnant une si grande importance à la lésion anatomique a tranché la question sans la discuter.

Nous n'avons vu qu'une seule fois l'érysipèle compliquer le croup, et encore à une époque si tardive qu'il eût été impossible de le rapporter à la même cause; le croup était certainement diphthérique, et avait nécessité la trachéotomie.

Nous ne faisons donc ici qu'indiquer nettement la question, et nous nous bornerons à rapporter les faits qui peuvent contribuer à sa solution (1).

Nous ne voudrions pas être accusé d'établir une liaison intime entre deux affections qui ne sont peut-être pas de la même nature.

Pour éviter le danger qu'il y a à conclure trop vite, nous supendons notre jugement, tout en ne dissimulant pas que la présence de la fausse membrane ne nous empêchera jamais de croire à l'érysipèle, si d'autres symptômes viennent confirmer la nature de la maladie.

CHAPITRE VII.

DES AFFECTIONS COUENNEUSES DU LARYNX DANS LES CACHEXIES.

Dans l'étude des affections pseudo-membraneuses on n'a généralement pas tenu un compte suffisant de l'état des malades C'est cependant un des éléments

(1) Voy l'observation communiquee. par M Legroux, dans la
. séance du 23 mars 1855, à la Société médicale des hôpitaux.

les plus importants, car toute une classe de maladies
dépend de l'état cachectique

Par cachexie, nous entendons cette altération profonde de la constitution que l'on observe surtout après
de longues maladies ou à la fin de certaines affections
parvenues à un haut degré d'intensité. On sait avec
quelle rapidité la cachexie arrive chez les enfants à la
suite des maladies aigues les plus simples. Il faut bien
avoir en mémoire cet effet désastreux des maladies
dans le jeune âge, car souvent les organes ont perdu
tout ressort, toute résistance; l'activité vitale est
presque anéantie, l'atonie et la débilité sont très-pro-
noncées que l'enfant conserve encore une apparence
trompeuse de vitalité.

Sous l'influence de ce mauvais état général, surviennent une foule d'affections d'aspect variable mais qui
dépendent toutes de la même cause, et sont des phénomènes du même ordre; ainsi certaines inflammations ulcéro-membraneuses des muqueuses, certaines
gangrènes, diverses maladies de la peau, des affections
parasitiques. Le muguet est souvent un des indices
de cette débilité générale. Les affections pseudo-
membraneuses peuvent avoir la même origine et n'être
qu'un résultat de la cachexie. Les fièvres éruptives,
rougeole, scarlatine, variole, la fièvre typhoïde, l'en-
térite, l'érysipèle, amènent rapidement cet état cachectique et se compliquent alors parfois de productions
couenneuses. La diphthérie peut aussi provoquer
l'adynamie et amener des symptômes et des lésions
analogues, mais ces actes morbides ne lui sont pas,
par cela même, particuliers. On exagère donc la fréquence des cas de diphthérie en lui attribuant tous

les désordres de certaines cachexies; l'adage popu-
laire «On ne prête qu'aux riches» serait peut-être
l'explication de cette obstination à voir toujours la
diphthérie sous toute fausse membrane

MM. Rilliet et Barthez, les premiers, ont su résister
à cette tendance et ont cherché à différencier' les
laryngites pseudo-membraneuses secondaires qui sont
sous la dépendance de la diphthérie (croup secondaire), de celles qui n'ont pas une cause spécifique.
Malheureusement leurs efforts sont restés infructueux,
et par croup secondaire on entend aujourd'hui toute
affection couenneuse du larynx arrivant dans le cours
d'une maladie, et on y rattache toujours l'idée de la
spécificité. M Caillaut (1), dans son intéressant ouvrage sur les maladies des enfants, repousse la spécificité des fausses membranes développées dans les
cachexies, et en fait une classe particulière, la diphthérie cachectique. Ces lésions sont de même nature que
certaines gangrènes décrites par MM. Bouley et Caillaut (2), sous le nom de *gangrène phagédénique asth -
n que*, et dont les caractères anatomiques se rapprochent de ceux de la diphthérite de Virchow. «Il y a
un rapprochement à établir, dit M. Caillaut (p 31ð),
entre la pseudo-membrane et la plupart de nos maladies cutanées cachectiques, où chaque lésion peut
être l'expression d'une grave maladie, comme par
exemple la pustule ou la variole, et l'élément pustule
qui peut à son tour, en se dégageant des autres sym-

(1) *Traite pratique des maladies de la peau chez les enfants* Paris,
181ð

(2) *Gazette medicale*, 1852,

ptômes varioliques, contribuer à exprimer une autre maladie : l'ecthyma cachectique. »

Les pseudo-membranes ne sont pas identiques à celles que l'on observe quand la maladie est primitive. La diphthérie elle-même ne parvient pas à les développer telles : l'économie prostrée ne répond plus de la même manière aux excitations. Tantôt les productions plastiques auront de la consistance et formeront des membranes plus ou moins fermes, tantôt, au contraire, elles seront plus petites, très-minces, très-molles, et surtout très-fragiles. La muqueuse qui les supporte est toujours altérée : rougeur vive, ramollissement, ulcérations, gangrène même dans certains cas d'infiltration fibrineuse de la muqueuse. Guersant (1) séparait cette altération de la production plastique. A propos de certaines laryngo-tracheites observées dans la variole, il constate, sur la muqueuse aérienne, « de petites taches arrondies ou oblongues, d'une couleur grise, livide, comme si ces parties avaient été cautérisées par des gouttes d'acide hydrochlorique. Cette altération pénètre dans toute l'épaisseur de la membrane muqueuse, qui est d'ailleurs plus ou moins rouge, souvent sèche; d'autres fois recouverte d'un peu de mucus grisâtre, floconneux, pultacé, ou même quelquefois mélangé de petits lambeaux membraniformes. » Ces lésions peuvent exister en même temps sur plusieurs organes, larynx, bouche, vulve, peau, etc. La diathèse a agi sur tous ces points de la même manière.

Les symptômes de ces affections couenneuses du

(1) Dict en 30 vol , art *Croup*, p 352

larynx n'ont rien de caractéristique. Ils se rapprochent de ceux de toutes les laryngites secondaires.

Le pronostic est toujours fâcheux, parce que ces affections couenneuses ne sont elles-mêmes que des lésions ultimes surajoutées à un état général grave.

Bon nombre des cas de croups secondaires continus dans les différents auteurs pourraient être rangés dans cette catégorie. Les faits de « diphthérie » observés dans la pneumonie suppurée que cite M. Duparque (1) ne nous semblent pas reconnaître une autre cause que la cachexie.

La supposition de M. Laboulbène rentrerait parfaitement dans notre manière de voir. Ce médecin se demande si l'action débilitante du tartre stibié ne prédispose pas les plaies a la production d'un produit pseudo-membraneux; il a constaté de fausses membranes sur les vésicatoires chez des enfants atteints de pneumonie franche et traités par le tartre stibié (*loc. cit.*, p. 135).

<hr>

CHAPITRE VIII.

B. Affections chroniques

AFFECTIONS COUENNEUSES CHRONIQUES DU LARYNX

Croup chronique.

De nos jours on ne discute plus comme jadis sur le croup chronique et nos traités classiques ne le mentionnent que pour en nier l'existence. Cependant il y a

(1) *Gazette hebdomadaire* 1859, p 238

des observations nombreuses d'affections chroniques couenneuses des voies respiratoires, du larynx comme des bronches. Quelle est la place qu'il faut leur donner dans le cadre nosologique?

Nous insistons d'autant plus volontiers sur cette forme qu'elle nous semble un fort argument contre la spécificité de la pseudo-membrane. Les partisans de la valeur pathognomonique de cette production ont donc tout intérêt à ne pas reconnaître le croup chronique et ont toujours habilement tourné la difficulté; mais les faits existent.

« Home rapporte, dit Valleix, qu'un enfant de 5 ans eut pendant un an une toux avec une expectoration sanguinolente, qui amena à trois reprises l'expulsion de lambeaux pseudo-membraneux. » D'après ce récit, il serait très-facile de croire à l'explication de Valleix (1), qui se demande si le lambeau rendu n'était pas un caillot décoloré polypiforme. Mais Home (2) donne le récit de l'autopsie : « L'intérieur de la trachée et des bronches était tapissé d'une membrane molle que j'attirai en dehors. Elle formait un canal qui représentait la trachée, les bronches et jusqu'à leurs dernières ramifications. » Nous trouvons là tous les caractères des pseudo-membranes, et nous considérons ce fait comme un exemple d'affection couenneuse chronique. Home ne l'a pas vue; il la tire de l'*Abrégé des transactions philosophiques*, t. III, p. 60.

J. Frank distinguait avec soin le croup chronique de la phthisie trachéale : dans le premier cas, il observe une inflammation avec sécrétion d'une lymphe

(1) Tome II, p 417.
(2) *Loc cit.* p 44

coagulable; dans le second, une ulcération sécrétant du pus. Selon lui, Struve, Vieusseux, Sachse, Jackon, Hall, Lawrence, ont donné des exemples probants de croup chronique. Lui-même en a vu un cas dans sa pratique : au neuvième mois de la maladie, le malade rejeta une pseudo-membrane de 3 pouces de longueur, de 1 pouce de largeur, et fut entièrement guéri (1).

Malgré le désir de trouver, comme quelques auteurs, une origine syphilitique à cette affection du larynx, nous n'en voyons pas la possibilité. La maladie vénérienne n'a pas été intense, et il est difficile de croire qu'elle n'eût déterminé que des accidents laryngés. Ceux-ci sont d'ordinaire accompagnés d'autres manifestations syphilitiques. La mauvaise influence du traitement hydrargyrique serait aussi une objection à cette manière de voir.

Bueman raconte un fait entièrement semblable. Valentin admettait le croup chronique, ainsi que Dugès, de Montpellier (2), qui dit en avoir observé 5 cas; mais son diagnostic n'est pas très-précis.

D'après Royer-Collard, les histoires de croups chroniques que l'on rapporte se réduisent à des expectorations de fragments membraneux, survenues dans des maladies de différente nature et bien étrangères au croup. Ce savant auteur ne discute donc que la nature des pseudo-membranes.

Guersant (3) reconnaît aussi ces productions plastiques, mais leur refuse toute signification spéciale.

(1) J Frank, *Pathologie interne*, t III, p. 132
(2) *Dictionn. de med. et de chirurg prat*, art. *Croup*.
(3) Dict en 30 vol, p 334

Il paraît impossible à Bricheteau qu'une maladie aussi aigue que le croup ait une marche chronique; et les faits qu'on a cités en témoignage de l'assertion contraire n'ont pour lui aucune autorité. « Pour qu'une lésion plus ou moins analogue à celle qui caractérise le croup soit une conséquence de cette maladie, il faut de toute nécessité que les signes de cette maladie l'aient précédée; car c'est une grave erreur, une erreur bien funeste, de croire que les lésions organiques seules puissent constituer la maladie » (1).

Mais alors la diphthérie laryngée qui, dans les cas graves, n'a presque aucun symptôme local, ne serait plus un croup. La symptomatologie est encore plus infidèle que la lésion anatomique.

Nous lisons dans M. Andral (2) : « La sécrétion de la membrane muqueuse du larynx, chroniquement en‑ flammée, présente un genre d'altération que nous croyons devoir signaler ici : c'est la production de fausses membranes qui, par leur consistance, par leur siége, sont tout à fait semblables à quelques-unes des nombreuses variétés de fausses membranes du croup. Chez plusieurs dont la voix avait été complète‑ ment éteinte, ou du moins fortement altérée dans les derniers temps de leur existence, nous avons trouvé le larynx et en particulier les ventricules, tapissés par une couche membraniforme plus ou moins épaisse. Nous avons vu, dans les mêmes circonstances, les deux faces de l'épiglotte revêtues et comme incrustées d'une semblable couche. Ainsi donc la laryngite membraneuse ou le croup à l'état chronique nous

(1) *Précis analytique*, p 287
2) *Chronique medic*, t IV p. 181, 4ᵉ edit

paraît être une affection qui est loin d'être rare chez les phthisiques. Elle peut déterminer des accidents variables en raison du siége et de l'épaisseur des fausses membranes. Dans le plus grand nombre de cas toutefois, elle ne nous a pas semblé produire des accidents particuliers et des symptômes speciaux. La largeur du larynx chez l'adulte est sans douté une raison qui rend chez lui beaucoup moins grave que chez l'enfant la formation de pseudo-membranes à la surface interne de l'organe vocal. »

Après l'affirmation de M. Andral, comment mettre en doute cette forme d'affection chronique!

M. Barthez (1) a décrit une *forme chronique de diphthérie*, dans laquelle la fausse membrane persiste des semaines dans le même point sans modification apparente, pour disparaître graduellement et comme par une absorption lente. Chez un enfant de 11 ans, atteint d'angine et de laryngite diphthéritique, les productions plastiques ont persisté pendant un mois.

M. Bouchut (2) a vu le croup se prolonger plus de trois semaines, et pense que ce que l'on a dit du croup chronique s'applique a des cas de ce genre, et qu'il n'y a pas lieu d'y donner une grande importance.

Mais ce médecin distingué, en admettant « que la présence des fausses membranes dans les voies aériennes est le caractère essentiel et fondamental du croup » (p. 243), ne peut récuser les faits de croup chroniques cités plus haut.

L'observation suivante, due à l'obligeance de notre

1) Societe medic des hôpit , séance du 26 sept 1858.
(2) *Traite*, 1862, p 257.

ami et collègue Martineau , est un cas semblable à ceux donnés par M. Barthez.

OBSERVATION. *Croup, tracheotomie , production de fausses membranes jusqu'au vingt-huitième jour de l'opération, ablation de la canule au bout d'un mois. Guérison complète* (Resumé)—B.. .. (Rosalie), 3 ans et demi, entre, le 9 mai 1863 , salle Sainte-Genevieve, n° 22, hôpital des Fnfants Malades, service de M. Roger. Mal de gorge depuis trois jours, cautérisation le premier jour au nitrate d'argent, asphyxie complete; voix eteinte, toux rauque, tirage, dyspnee intense; tracheotomie par l'interne de garde M. Morax; operation facile, il s'ecoule peu de sang; canule introduite sans difficulté, soulagement instantane; l'enfant rit avant d'être complétement lavé ; bonne respiration, pas de râles muqueux. Le 10, pouls tres-frequent ; orthopnee assez vive, cependant pas de râles dans la poitrine, fausse membrane sur le pilier gauche du voile du palais M Roger prescrit perchlorure de fer et chlorate de potasse. Le 11 , pouls à 120; râles ronflants, l'enfaut mange un peu Le 12, peu de fievre, léger ecoulement nasal ; on enleve la canule, mais on doit la replacer immédiatement Le 13, l'air arrive encore difficilement, l'enfant a rendu quelques fausses membranes par la canule. On instille quelques gouttes d'une solution concentree de chlorate de potasse. Le 19, l'enfant va très-bien, se leve, joue, mange de bon appétit Quand on enleve la canule, acces de suffocation, rejet de fausses membranes. Le 30, rejet de fausses membranes tres-petites, epaisses, comme chainues. Ablation de la canule dans le commencement de juin. Soit le 14 juin. Revue en août parfaitement bien portante.

Nous avons pu observer à la même époque, dans le service de notre très-honoré maître, M. Bouvier (salle Saint-Jean, n° 29) , un petit garçon de 3 ans , qui, opéré du croup par notre ami Lamarre, le 9 mai 1863, rendait encore des fausses membranes en assez grande abondance, le 30 mai, pour qu'il fût impossible de lui enlever la canule. Ce ne fut environ que six semaines après l'opération que l'expectoration cessa.

Il est bon de faire remarquer ici que ces fausses membranes chroniques ne nous ont pas toujours paru avoir la même structure. Quelques-unes sont semblables aux pseudo-plasmes du début de la maladie ; d'autres sont comme charnues. Les dernières sont du reste très-petites. Seraient-ce des masses fibrineuses provenant de caillots sanguins analogues à celles décrites par M. Gubler (1)? Nous regrettons de ne pas en avoir analysé la structure.

La maladie générale est terminée que les lésions durent encore. Ces croups (ici ces bronchites chroniques) seront les seuls dont la nature diphthéritique ne sera pas contestée. Tous les autres dépendent de maladies différentes. La formation de ces fausses membranes tient sans doute à une cause générale, à un état particulier de l'économie entière (Andral), à une anomohémie spéciale (Piorry), mais qui n'est pas encore connue (2).

Nous n'avons pas décrit la symptomatologie du croup chronique, parce qu'elle se rapproche de celle des autres affections laryngées chroniques. Les matières expectorées mettront sur la voie du diagnostic, et le laryngoscope montrera les lésions locales. La cause sera cherchée dans l'état général.

Nous intercalons ici, en la résumant, une observation prise dans le service de notre cher maître M. Delpech. Il nous semble utile de la rapprocher des cas de croup chronique.

(1) *Prétendue pneumonie fibrineuse* (*Bullet. de la Société médic. des hôpit*, janvier 1838;

(2) Voy. les cas de bronchite pseudo-membraneuse chronique dans Valleix, t. II, p. 622

OBSERVATION *Coryza et pharyngite couenneuse chronique*. (Résume) — L . .. (Leonide), maçon, âgé de 22 ans (salle Saint-Ferdinand, n° 29, hôpital Necker).

Homme de taille moyenne, maigre, tempérament lymphatico-sanguin, peau peu colorée, muscles peu développés ; bon état général, pas d'accidents scrofuleux, pas d'antécédents de famille, n'a jamais eu d'accidents syphilitiques, est marié, sa femme est très-bien portante Depuis cinq ans il se plaint d'un coryza intense qui a succédé a des épistaxis frequentes dont le malade attribue la cause première au traumatisme. Le coryza s'accompagne depuis son origine de croûtes abondantes qui ne sont expulsées que très-difficilement et qui gênent le passage a l'air.

Lors de son entrée a l'hôpital, le 17 mars 1864, le seul malaise qu'il eprouve résulte des croûtes qui se forment dans les cavités nasales. Elles se reunisent en quantité considerable et le malade ne s'en débarrasse qu'après de longues et laborieuses tentatives. A la suite de ces efforts, il lui reste un mal de tête violent dont l'intensité diminue au bout de quelques heures, mais qui se prolonge d'une manière sourde; les yeux sont très-injectes et la vision douloureuse Il n'y a pas d'ozène

Les croûtes rendues sont formées de plusieurs fausses membranes réunies , elles sont semblables a celles de la diphthérie, blanches, epaisses d'environ un demi a 1 millimètre, assez consistantes et ne se dissolvant pas dans l'eau.

Par l'inspection directe des fosses nasales on aperçoit des plaques pseudo-membraneuses; chacune de ces plaques est entourée d'un petit cercle rougeâtre, et au-dessous il y a une legère exulcération de la muqueuse. Celle-ci est congestionnee. Dans le pharynx on aperçoit aussi des productions couenneuses, mais elles sont disseminées et forment plutôt des points que des plaques. A la partie supérieure elles prennent l'apparence d'une membrane

La muqueuse pharyngée a des granulations nombreuses, sa coloration est normale dans les points non envahis

L'examen laryngoscopique et rhinoscopique n'a été fait qu'incomplétement.

La voix est un peu alterée, mais plutôt rauque qu'enrouée ; toux sèche, pas tres frequente; la deglutition n'est pas gênée; pas d'altération pulmonaire

M. Delpech ordonne des insufflations et des prises de poudre de calomel et de guimauve,

Le 25 mars, les fausses membranes sont moins considérables et leur expulsion est plus facile Celles de la paroi postérieure du pharynx sont entourées d'un cercle noirâtre dû a la transformation du mercure

Le malade sort à la fin d'avril, son état s'est bien amélioré, mais le coryza et la pharyngite ne sont pas encore complétement guéris, il y a toujours des produits couenneux. Cependant il ne se forme plus de croûtes, et la respiration est facile.

CHAPITRE IX.

AFFECTIONS COUENNEUSES SYPHYLITIQUES DU LARYNX.

Une des formes du croup chronique peut dépendre de la syphilis. Nous la décrirons à part à cause de son importance.

Ce n'est que depuis quelques années, en France du moins, qu'on connaît les pseudo-membranes syphilitiques ; et c'est à M Martin que revient le mérite d'avoir, le premier, décrit cette manifestation de la syphilis.

Nous ne chercherons pas à établir la valeur réelle de cette forme nouvelle, bien que nous sachions qu'on en a fait une simple variété de plaques muqueuses (1). Les observations de M. Martin nous semblent assez caractéristiques pour entraîner la conviction Ce qui nous intéresse, c'est qu'il soit reconnu que la syphilis, affection spécifique virulente, peut déterminer une lésion que trop d'auteurs rapportent à une seule et même cause.

(1) *L'Union medic*, 16 mars 1861 (A Fournier)

Nous ne croyons pas que l'expression de *diphthérite syphilitique*, créée par M. Martin, soit bien convenable; elle donne une fausse idée de la diphthérie. Tout notre travail tend à démontrer que diphthérie et fausses membranes ne sont pas synonymes. Nous pouvons donc nous dispenser de revenir de nouveau ici sur cette fâcheuse interprétation de la création de Bretonneau.

En 1862, M. Demay de Goustine (1) a étudié la « diphthérie syphilitique » dans une bonne thèse. Nous reprocherons à cet auteur d'avoir fait de cette simple forme de syphilis secondaire une «entité morbide particulière» (p. 12). C'est donner trop d'importance à une des nombreuses manifestations de la maladie la plus riche peut-être en altérations diverses. Nous croyons aussi qu'en citant les observations de Graefe sur l'ophthalmie diphthéritique, M. Demay grossit à tort le nombre des productions plastiques véneriennes. En effet le caractère principal de la diphthérie décrite par M Demay est une fausse membrane reposant sur des muqueuses presque intactes. Or, dans la diphthérite conjonctivale de M. Graefe, la fausse membrane n'est que très-secondaire, tandis que l'infiltration fibrineuse toute spéciale de la muqueuse est le signe important. M. de Graefe, et avec lui MM. Gibert (2) et Wecker (3), admettent bien l'influence de la syphilis pour la production de l'ophthalmie diphthéritique, mais c'est à titre de *cause cachexiante* sem-

(1) These, 1862
(2) *Archives gen de med.*, 1857.
(3) *Traite des maladies des yeux.*

blable à celle des fièvres et d'autres maladies aigues, et non comme cause spécifique.

C'est à la description donnée par MM. Martin et Belhomme (1) que nous renvoyons pour tous les points de détail.

D'après ces derniers auteurs, la fausse membrane syphilitique se distingue des plaques muqueuses par l'absence d'odeur spéciale, par ses formes irrégulières et indéterminées, par sa tendance à envahir les tissus voisins, et enfin parce qu'elle ne dépasse jamais le niveau de la muqueuse sur laquelle elle s'est développée.

Cette fausse membrane est entièrement analogue à celle de la diphthérie, elle renferme les mêmes éléments histologiques : fibrilles fibrineuses, granulations moléculaires, cellules épithéliales pavimenteuses, globules de pus (Robin).

Cette conformité anatomique ne nous étonne pas ; nous avons déjà vu, à plusieurs reprises, dans ce travail, l'economie répondre de la même manière a des excitations diverses.

On ne peut invoquer ici comme cause l'intoxication mercurielle, car, outre que plusieurs des malades n'avaient eu aucun traitement, la médication hydrargyrique est la seule utile.

Il reste à chercher si ces fausses membranes n'ont pas des caractères particuliers qui permettent de les distinguer de celles des autres maladies. Elles ont généralement peu d'étendue. Nous croyons que les exsu-

(1) Traité prat et clément de pathol syphilit, et venér, par les D⁰ Belhomme et Martin, Paris 1864,

dations plastiques ont des caractères spéciaux correspondant aux diverses causes ; mais ils sont encore inconnus.

Les accidents secondaires de la syphilis portent très-souvent sur les voies respiratoires (Turk, Gerhard, Roth et Cullerier), et les pseudo-membranes appartiennent à l'ordre de ces phénomènes.

Théoriquement donc rien ne s'oppose à ce que des fausses membranes syphilitiques se développent dans le larynx ; mais comment répond la clinique ?

Pas encore d'une manière précise ; pour deux causes. La première vient de ce que la découverte du laryngoscope est récente et que sa vulgarisation résulte des travaux de Liston, Garcia, Czermark, Turk etc, (1). Il n'est donc pas étonnant que jusqu'à cette époque les affections laryngées, ou du moins les altérations locales, aient été méconnues. Les troubles fonctionnels n'étaient pas suffisamment explicites.

Secondement, cela tient à ce qu'on n'a pas toujours rapporté les fausses membranes à leur véritable cause morbide. Nous nous demandons si quelques descriptions de croup chronique ne sont pas des exemples de la forme qui nous occupe. Nous n'y pouvons faire rentrer le cas de Joseph Frank, mais bien l'observation suivante de M. Turk.

OBSERVATION. (Résumé.) Domestique, âgé de 24 ans, depuis trois mois, toux et voix enrouée ; sensation douloureuse de sécheresse dans le larynx, la paroi postérieure du pharynx et l'ar-

(1) Voy. a ce sujet l'intéressant article de M Verneuil, qui montre que M Senn (de Geneve) eut un des premiers l'idee d'employer un miroir pour regarder dans le larynx, ce ne fut qu'une idee (*Gazette hebdomad*, 27 mars 1863). — Voy aussi *Essai sur la laryngoscopie et la rhinoscopie*, par A. Guillaume, Paris, 1864.

rrière-cavité des fosses nasales sont recouvertes d'un enduit qui se laisse détacher sous forme de membrane assez résistante ; la muqueuse sous-jacente est très-peu injectée ; l'enduit est formé de mucosités et d'éléments épithéliaux, il se reproduit facilement (croup chronique, M. Turk) ; ulcération des cordes vocales, excroissance pédiculée a l'angle antérieur de la glotte. A peu de distance au-dessus du bord libre des cordes vocales inférieures on apercevait un enduit annulaire large d'une ligne, inégal, très-adherent ; haleine fetide ; blennorrhee vaginale, ulcération superficielle du museau de tanche. Traitement hydrargyrique, iode.

La production pseudo-membraneuse ne disparaît qu'après des inhalations fréquemment repetees de vapeur d'eau On reconnaît alors que l'enduit verdàtre du larynx avait eu pour base une membiane accidentelle de même forme, mince, blanchâtre, translucide dans quelques points, d'un aspect reticulé au-dessous de l'angle antérieur de la glotte (1).

L'existence d'une blennorrhée, des ulcérations du museau de tanche, des lésions du pharynx et de l'arrière-cavité des fosses nasales, d'ulcérations laryngées, d'une végétation, sont des signes fort probants de syphilis. Le traitement mercuriel n'a pas eté inutile, puisque pendant son cours, les ulcérations se sont cicatrisées et la végétation a presque disparu.

Nous tirons du travail de M. Demay une observation qui nous semble venir à l'appui de notre thèse. En voici le résumé :

OBSERVATION Sophie, àgee de 19 ans, tempéiament sanguin, syphilis remontant au mois de janvier 1861 Le 1er octobre de la même annee elle entre dans le service de M Clerc dans l'état suivant syphilide papuleuse discrete sur le ventre, les cuisses, plaques muqueuses hypertrophiques a la vulve ; ulcération au pourtour de l'anus, plaques diphthéritiques dans la gorge et sur le voile du palais, « il y en a aussi tres-probablement dans

(1) Turck.

le larynx, car la voix est enrouee, presque eteinte.» Energique traitement hydrargyrique, les divers accidents ne disparaissent qu'au bout d'un mois et demi

L'observation n'est malheureusement pas très-explicite sur les altérations de la voix, et l'examen *a visu* a manqué. Tout concourt cependant à nous faire croire à l'identité des lésions laryngées et pharyngées. Rien ne porte à penser qu'il y ait eu paralysie des cordes vocales. Les faits de ce genre décrits par M. Diday (1) n'avaient pas reçu la sanction du laryngoscope.

Les symptômes de l'affection couenneuse ne consistent guère qu'en troubles de la phonation. Le développement lent des pseudo-membranes laryngées n'amenant pas d'excitation, nous n'aurons pas de réaction vive, de spasmes, d'accès de suffocation.

Les désordres fonctionnels seront les mêmes que pour les plaques muqueuses laryngées. L'examen local devra toujours être fait dans des cas semblables; lui seul peut donner des résultats positifs. Si l'on déduit de ce qui se passe sur les autres muqueuses, ces productions spécifiques formeront plutôt dans le larynx des séries de plaques pseudo-membraneuses qu'une membrane continue. L'étude des caractères cliniques est encore toute à créer. La cause générale sera d'ordinaire facile à trouver et il est inutile d'insister sur la grande importance de la connaissance de la nature de la maladie pour la thérapeutique.

(1) *Gazette medic. de Lyon*, n° 2, 1860

CHAPITRE X.

AFFECTION COUENNEUSE DU LARYNX CHEZ LES ANIMAUX.

L'état actuel de la science vétérinaire est loin de ressembler à celui de la pathologie humaine sur la même question.

Les médecins vétérinaires ne semblent pas reconnaître aux lésions pseudo-membraneuses une spécificité constante, et font plusieurs espèces de croup; c'est du moins ce que nous avons cru voir dans le bel ouvrage de MM. Bouley et Reynal (1).

La laryngite couenneuse du cheval n'est pour les professeurs d'Alfort qu'une simple inflammation. « Toutes les causes qui agissent directement ou sympathiquement sur la muqueuse des voies respiratoires peuvent déterminer la laryngite croupale. De ce nombre se trouvent la brusque suppression de la transpiration cutanée, le refroidissement auxquels sont exposés les jeunes animaux, surtout lorsqu'ils parquent la nuit dans les paturages humides au printemps et en automne; l'introduction de corps étrangers, solides ou liquides, dans le détroit laryngien, les vapeurs âcres et irritantes, et plus particulièrement la fumée qui se dégage de la paille dans un incendie. M. Riss en a rapporté deux exemples, M. Bouley a également vu la laryngite croupale apparaître à la suite de cette cause. » (*Loc. cit.*, p. 578.)

Il est rare que cette inflammation se localise spé-

(1 *Nouveau Dictionn. prat. de med., de chirurg. et d'hyg. veter.*, par MM. Bouley et Reynal. Paris 1856.

cialement dans le larynx, le plus ordinairement elle se propage dans la trachée et dans les bronches. L'angine aigue du bœuf peut n'être qu'une laryngite striduleuse (Saint-Cyr) ou se terminer par une laryngite croupale. Le croup des bêtes à laine ne tient pas à une cause mystérieuse, mais, suivant Roche-Lubin, est le résultat d'une pratique frauduleuse qui consiste à resserrer pendant vingt-quatre heures des animaux dans un local étroit, chaud, dont le sol est recouvert de poussière, que l'on agite par la marche forcée, afin d'augmenter à la veille de la tonte le poids de la toison.

L'angine pseudo-membraneuse du porc se rapproche complétement de la diphthérie de l'espèce humaine. On retrouve les mêmes symptômes : prostration extrême des forces, fausses membranes pharyngées et laryngées, engorgement sous-maxillaire, voix rauque et voilée, toux petite et quinteuse, accès de suffocation ; mort le plus souvent par asphyxie.

Les avantages des saignées copieuses sont proclamées par tous les vétérinaires qui ont observé le croup non spécifique. Dans l'angine de la volaille au contraire, la saignée à toutes les périodes accélère le cours fâcheux de la maladie. Or cette angine couenneuse qui se propage non-seulement au larynx et à la trachée, mais aussi dans l'œsophage et dans l'intestin grêle, est plutôt l'expression locale d'un état morbide général qu'une affection pure et simple de la muqueuse des voies respiratoires et digestives (Reynal). Cette maladie sévit quelquefois sur la volaille à l'état enzootique et est contagieuse. Les cautérisations ont un bon effet et le quinquina est utile dans la convalescence.

Dans le croup diphthéritique du porc, M. Delafont (1) a cependant toute confiance dans les émissions sanguines ; cela viendrait à l'encontre de notre tableau comparatif précédent. Nous ne savons si l'expérience des autres vétérinaires a confirmé l'utilité de cette pratique ; M. Reynal ne conseille que la cautérisation des parties malades.

M. Delafont nie la contagion de la diphthérie du porc, mais constate que la maladie sévit d'ordinaire sur presque tous les animaux de la même porcherie.

Nous ne pouvons pas oublier que les vétérinaires ont eu les premiers recours à la trachéotomie dans les cas de croup. Les succès de cette opération héroïque auraient dû servir plus tôt d'enseignement.

<hr>

CHAPITRE XI.

DIAGNOSTIC.

Depuis longtemps la clinique a trouvé des signes précieux pour distinguer les diverses affections laryngées les unes des autres. Mais une fois l'affection couenneuse reconnue, la lésion et le siége constatés, le diagnostic s'arrête. Il est nécessaire cependant d'arriver à la connaissance de la nature de ces affections ; nous avons vu combien la science est encore impuissante et nous ne pouvons qu'indiquer la route qui conduit à la vérité. « C'est l'entendement qui voit et qui oit. »

(1) Discours à l'Académie de Médecine, janvier. 1859.

Le diagnostic se compose de trois parties :

A. Etablir qu'il s'agit d'une affection laryngée.
B. Que c'est une affection couenneuse.
C. Déterminer la nature de cette affection.

Nous n'avons pas à nous occuper des deux premières parties, elles sont traitées longuement et avec soin dans tous les ouvrages de pathologie.

Il n'est pas de médecin qui ignore les signes différentiels du croup et des angines, des abcès rétro-pharyngiens et rétro-œsophagiens, des affections bronchiques et pulmonaires, des corps étrangers dans les voies aériennes, de la laryngite aigue, de la laryngite striduleuse (asthme de Millar), du spasme de la glotte (asthme de Kopp) ; ce serait puéril de les répéter.

Si les erreurs de diagnostic sont fréquentes, ce n'est pas la science qu'il faut en accuser : *Non crimen artis, quod professoris est.*

Il n'est guère facile d'employer le laryngoscope dans les affections aigues, surtout chez les jeunes enfants ; cependant M. Lewin affirme avoir réussi dans plus de 70 cas, et croit qu'avec de la patience on arrivera toujours à inspecter le larynx. — Du reste, cet examen ne donnera jamais que la connaissance de la lésion laryngée.

L'existence d'une épidémie est d'un grand enseignement. On nous saura bon gré de ne pas développer ici des considérations qui se trouvent dans l'esprit de tous; les cliniciens savent l'importance de cette donnée du diagnostic.

La contagion sera un élément fondamental, cette cause élimine les affections couenneuses inflamma-

toires, herpétiques. Les croups rubéoliques et scarlatineux partagent seuls avec la diphthérie la propriété
de la contagion, mais l'apparition de l'exanthème dissipe tous les doutes.

La connaissance de la constitution médicale sera
d'une plus grande utilité pour le traitement que pour
le diagnostic. « Celui-là se trompe lui-même, disait
Stoll, et se joue en même temps de l'art et de ses malades. qui entreprend de traiter toutes les maladies
fébriles sans être conduit comme par la main par ce
guide fidèle, je veux dire par la connaissance de la
constitution de l'année. » (Stoll, *Médecine pratique*,
éphémérides de l'an 1778).

Nous avons longuement insisté sur les conséquences
que l'on peut tirer de l'ensemble de la maladie, de la
marche progressive, et des divers symptômes ; cela est
utile surtout dans les cas sporadiques. La fièvre est
d'ordinaire plus franche dans les affections non
diphthéritiques. L'état malin, que l'on ne confondra
pas avec l'état grave, fera penser à la diphthérie. Les
accidents consécutifs sont aussi plus fréquents dans
cette dernière maladie.

La coïncidence de rougeole, d'aphthes, de scarlatine,
de catarrhe, d'érysipèle, devra être prise en sérieuse
considération, surtout si le début a lieu par le larynx.
On ne se hâtera pas, dans ce cas, de croire à la complication du mal égyptiac.

On agira de même quand les productions couenneuses se développeront dans les cas de cachexie. Dans
l'état chronique on analysera avec soin toutes les
causes ; le laryngoscope montrera les lésions.

DEUXIÈME PARTIE

TRAITEMENT.

Si nous avons recherché les causes et la nature des affections couenneuses du larynx, c'est que leur connaissance fournit des indications précieuses pour le traitement.

L'insuffisance du diagnostic, la réunion de plusieurs affections différentes, la multiplicité des remèdes employés («Medicamentorum varietas ignorantiæ filia « est, » dit Bacon), l'influence méconnue des épidémies, l'état du malade mal déterminé, sont les causes de la confusion générale. L'aveu de ce manque complet de certitude est ainsi fait par MM. Rilliet et Barthez : « La thérapeutique du croup est de toutes les parties de l'histoire de cette maladie, celle qui a été le plus longuement traitée ; malheureusement l'abondance de biens est ici plus nuisible qu'utile, et au milieu du dédale de médicaments vantés par les uns, dépréciés par les autres, le praticien manque d'un fil qui puisse lui servir de guide dans cet inextricable labyrinthe. »

Ce guide, nous l'avons indiqué, c'est la connaissance de la nature de la maladie. Un croup non diphthéritique n'aura pas sur l'économie l'influence désastreuse de la diphthérie, et ne demandera un traitement semblable que pour les complications dues aux troubles mécaniques de la respiration. La statistique comprend sous le même titre toutes ces affections différentes ; il n'est don pas étonnant que les résultats soient très-contestables.

Le diagnostic de la nature trouvé, et c'est en cela précisément que se manifeste le génie du médecin (Zimmermann), il faudra tenir compte de la forme de la maladie, de sa période, de ses complications ; de l'état des forces du malade, de la constitution medicale dominante. Toutes ces conditions exigent un clinicien complet ; ce sont elles qui constituent l'art.

Nous ne pouvons donc poser que les indications générales : c'est au médecin à savoir interpréter chaque cas.

Il faut nettement distinguer les effets de la maladie générale et les complications produites par les désordres locaux : l'intoxication de l'asphyxie.

I. **Traitement du croup diphthéritique.** — Les moyens proposés comme prophylaxie n'ont pas d'importance : ils ne reposent que sur des idées théoriques plus ou moins ingénieuses, mais sans valeur réelle. La plupart des règles posées ne sont que des considérations banales d'hygiène. Le seul précepte à suivre est celui de Carnevale : *Cede cito, longinquus abi, serusque reverte.*

La première chose à faire, en effet, même dans les cas sporadiques, c'est d'éloigner les enfants du milieu où la maladie s'est déclarée et d'isoler ceux qui en sont déjà atteints Le diagnostic ne peut jamais, au début surtout, être assez précis pour qu'on puisse négliger cette chance de salut. Une prudence exagérée est préférable à une confiance aveugle.

La *médication générale* de la diphthérie a subi de curieux changements et s'est modifiée peu à peu avec les idées médicales. Chercher un spécifique semble être le but d'une foule de médecins. Or nulle part peut-être l'inanité de ces recherches n'est mieux démontrée que dans la diphthérie. Nous ne passerons pas ici en revue tous les spécifiques proposés, ni même tous les traitements basés sur des théories seules; nous l'avons fait en détail dans un autre travail (1), puis nous croyons qu'il n'est pas nécessaire de s'occuper de toutes les tentatives auxquelles il manque la sanction de la clinique Aussi nous associons-nous pleinement aux sages réflexions de M. Lasègue : « Les médications proposées d'abord timidement et à titre d'essai acquièrent avec le temps une sorte de notoriété. On ne leur demande plus leurs titres à la confiance, et on les applique parce qu'on suppose que d'autres ont eu de bonnes raisons pour les préconiser. Quand il s'agit d'une maladie comme le croup, il serait plus que regrettable de se fier à ces à peu près et de se laisser séduire par un rationalisme toujours d'autant plus satisfaisant qu'il a tenu moins compte de l'observation clinique » (2).

Les alcalins, les iodures, les bromures, les mercuriaux, ont successivement échoué ou du moins n'ont pas l'importance dont on les avait doués.

En nous souvenant des guérisons nombreuses opé-

(1) *Traitement de la diphtherie pharyngee et laryngee* (memoire présenté au conseil de santé du canton de Vaud , 1863)

(2) *Archives gen de med.*, 1856, p 343 *Recherches recentes sur la diphtherie et son traitement*

rées par l'expectation (je ne parle ni de la trachéotomie ni des moyens destinés à combattre les désordres
mécaniques), nous ne pouvons nous empêcher de
croire que l'on s'est trop hâté de conclure. L'homœo-
pathie ne nous a-t-elle pas appris les succès fréquents
d'une semblable méthode ? Les saignées sont univer-
lement proscrites ; les vomitifs seuls ont une utilité incontestable, et encore leur mérite ne tiendrait-il, pour
la plupart des médecins, qu'à leur action mécanique Par les efforts des vomissements ils déterminent
en effet l'expulsion des fausses membranes qui met-
tent obstacle à l'entrée de l'air. C'est l'ipécacuanha que
nous préférons parce qu'il n'a pas une action débilitante comme le tartre stibié, et qu'il ne détermine pas
de diarrhée. Le sulfate de cuivre, le polygala, tour à
tour proposés, ne nous paraissent pas devoir le rem-
placer ; ils sont cependant meilleurs que l'émétique.

Soutenir les forces de l'économie, telle est la principale indication, surtout dans la forme maligne. Aussi
la médication tonique est-elle la seule qui donne d'ex-
cellents résultats. L'alimentation, même forcée, sera
la principale base du régime réparateur ; les toniques
névrosthéniques, le quinquina, le café, les préparations
ferrugineuses, concourent au même but.

Les antispasmodiques ne serviront guère que comme
adjuvants. Tous les moyens capables de surexiter l'organisme déprimé peuvent être employés lorsque le
malade sera tombé dans un état de collapsus ; ainsi
le bain de moutarde, l'enveloppement dans un drap
sinapisé, les affusions froides, etc.

La *médication topique* ne fournit malheureusement
pas des ressources plus heureuses, parce qu'elle ar-

rive ordinairement trop tard pour empêcher l'absorption du poison. Elle n'a plus alors qu'une action locale incontestable, et dont tous les médecins ont compris
le bénéfice. Cependant MM. Fischer et Bricheteau (1)
croient qu'en attaquant sur un point la manifestation diphthéritique on provoque sa reproduction sur un autre,
de sorte que la maladie qui pourrait n'être pas mortelle,
le deviendrait en changeant de siége. La cautérisation
de l'arrière-gorge par exemple provoquerait les fausses
membranes dans le larynx. Nous croyons ces reproches exagérés, mais ils témoignent de l'impuissance
de l'art à limiter la marche de la maladie.

Quand le croup diphthérique débute par le pharynx,
ce qui est l'ordinaire, devra-t-on agir énergiquement
d'emblée ? M. Bouchut n'hésite pas à proposer l'amputa-
tion des amygdales ; ce moyen radical serait certaine
ment le meilleur comme l'excision des parties malades
dans la pustule maligne, si la maladie était locale ; mais
l'intoxication a déjà eu lieu. Les médecins moins hardis
que M. Bouchut s'en tiennent aux cautérisations et
vantent tour à tour l'acide chlorhydrique, l'acide
chromique (Lewin), le sulfate de cuivre, le nitrate
d'argent, la teinture d'iode, le perchlorure de fer, etc.
Nous avons vu les angines couenneuses guérir avec le
traitement le plus simple, ou, au contraire, s'étendre
malgré les cautérisations les plus énergiques. Aussi
nous préférons de beaucoup à ces moyens infidèles et
parfois dangereux (surtout dans les cautérisations laryngées) de simples insufflations d'alun et de tannin

____

(1) *Memoire sur le traitement du croup*, par MM. Fischer et Bricheteau, Paris, 1863.

assez souvent répétées. M. Trousseau a proclamé l'efficacité d'un pareil traitement qui était déjà celui d'Arétée. Les inhalations d'eau chargée d'une forte solution de ces astringents au moyen de l'appareil pulvérisateur de Luer pourront être d'un utile secours. Dans quelques circonstances cependant, on devra agir plus activement. Ainsi, quand l'angine diphthéritique prend des caractères de gangrène, il faut recourir aux caustiques, et parfois au cautère actuel, ce sera le meilleur moyen d'arrêter ces désordres locaux. Quelquefois même, dans des cas semblables, on pourra porter la substance caustique jusque dans le larynx; la pratique de MM. Trousseau, Loiseau et de Green, nous montre que cette méthode peut rendre d'importants services. Les lignes suivantes de M. Chauffard résument bien ce traitement général du croup diphthéritique (1).

«Soutenir par une alimentation appropriée la nature en travail, tonifier les forces radicales, exciter souvent les forces agissantes, modifier par une action locale la vitalité des parties, non de façon à entraver absolument les fonctions diphthéritiques, mais de façon à les concentrer en de certaines limites, à affermir la vie locale contre un traitement exagéré à ces formations; administrer en temps opportun et réitérer sobrement les vomitifs, non au point de déprimer l'action générale des organes et de conduire à la défaillance des mouvements vitaux, mais de manière à diminuer les complications directes ou indirectes que provoque le travail exanthématique; à ranimer les

_____

(1) *Principes de pathologie generale*, p 445 Paris, 1862.

organes par des secousses vitales et à accélérer l'évolution et le détachement des fausses membranes..... c'est aider l'œuvre de la nature et tendre à la guérison par les voies qu'elle indique elle-même. »

II. Traitement général du croup non diphthéritique. — Nous croyons que l'existence de ce croup apporte des vues nouvelles pour le traitement et permet de juger plus équitablement les médications de nos ancêtres. Comment supposer que des médecins du mérite de Jurine, d'Albers, de Vieusseux, d'Hufeland, et de bien d'autres, se soient toujours trompés et aient mal observé les faits? Ce serait renverser toute la tradition, ainsi que l'a bien fait comprendre M. Chauffard auquel nous empruntons la citation suivante qui représente notre pensée :

« Nous dira-t-on que la vraie médecine date d'hier seulement, et que nous ne saurions demeurer responsables d'un passé éloigné? ces poussées orgueilleuses ne sont plus de saison chez les bons esprits ; notre temps retrouve dans l'étude de ce passé bien des vérités oubliées ou estimées nouvelles, et il ne craint pas de s'abaisser en les ajoutant aux vérités qu'il a conquises, il renoue les traditions, loin de les briser, et il trouvera à ce travail les plus hautes compensations. D'ailleurs, s'engagerait-on à défendre même le passé d'hier? Si l'on se refuse à admettre la transformation lente, mais continue des maladies aigues par l'évolution cachée des modes stationnaires, pourra-t-on comprendre et excuser la pratique suivie par nos maîtres eux-mêmes? Combien les tendances thérapeutiques du jour sont-elles différentes de celles aux-

quelles nous avons assisté et que suivaient nos de-
vanciers immédiats? Non , il vaut mieux profiter
pour nous-mêmes de l'expérience qu'une longue suite
de générations nous transmet, il faut apprendre à lire
dans le livre de la nature et ne pas s'en tenir au moment présent » (1).

Nous préférerions donc attribuer aux variations des
constitutions médicales le contraste de la thérapeutique du commencement du siècle et de celle qui est
maintenant en honneur, plutôt que de critiquer toute
une génération médicale. Mais le traitement des autres maladies n'a pas subi un tel changement; de nos
jours, les affections catarrhales réclament les mêmes
médications que du temps de Cabanis et de ses con-
temporains. Nous serions donc porté à croire que la
plupart des médecins qui ont vanté les émissions sanguines n'ont pas traité des croups diphthéritiques,
mais des croups d'une tout autre nature.

Les divergences en thérapeutique viennent trop
souvent de ce que le diagnostic de l'espèce manque.
Pour éviter des interprétations individuelles, on avait
pensé que des statistiques rigoureuses démontreraient
la valeur des médications. Mais cette méthode, sur laquelle on avait fondé de grandes espérances, n'a
guère produit qu'un scepticisme profond. Les statistiques diverses de la pneumonie, pour ne citer qu'une
affection facile à reconnaître, ne montreraient-elles
pas, si on s'en tenait à leur résultat brut, aux chiffres
eux-mêmes, que toutes les médications sont égales, et
qu'après tout l'expectation est la conduite qui donne

(1) *Etude clinique sur la constitution medicale de 1862 (Archives gen,
de med , t. II. p, 59, 6e série,*

les plus nombreuses et les plus rapides guérisons?
Cependant quel médecin consentirait, devant une maladie souvent si grave, à rester complétement inactif?
Un praticien saura reconnaître l'espèce de la pneumonie, remontera à sa cause, tiendra compte de l'état du
malade, et tantôt agira avec énergie, soit en débi-
litant, soit en stimulant au contraire, ou se contentera
d'observer le malade.

Nous croyons que pour le croup il en est comme
pour la pneumonie, il faut connaître la nature de la
maladie pour agir sûrement. Les statistiques n'ont de
signification réelle que lorsqu'elles portent sur des
faits entièrement semblables. Celles du croup nous
semblent contestables. N'est-ce pas au nom de la
statistique qu'on a voulu proscrire la trachéotomie
dans le croup, comme si une seule guérison par ce
moyen ne suffisait pas pour y avoir recours en cas
d'asphyxie!

Dans le croup catarrhal ainsi que dans le croup
herpétique, la médecine sera principalement expec-
tante. Nous avouons que nous n'oserions avoir recours
aux émissions sanguines dans la forme inflammatoire,
parce que nous connaissons leur redoutable effet dans
le croup diphthéritique, et que le diagnostic ne peut
pas toujours être posé d'une manière assurée. Les vomitifs auront ici de toute manière un excellent effet
par leur action générale et par leur action mécanique;
ils ont de tout temps été recommandés dans les affections catarrhales. Cabanis reconnaissait leur supériorité et voulait qu'on leur ajoute de très-bonne heure
les toniques. L'ipécacuanha doit être préféré dans ces
cas, Nous renvoyons à l'ouvrage de M, Fuster

pour les indications générales du traitement de l'affection catarrhale qui, comme celui de l'herpès, est bien connu.

Les agents thérapeutiques seront variables, l'intervention du médecin peu active; l'évolution spontanée de la maladie est plus favorable qu'une perturbation intempestive.

Les troubles respiratoires demanderont le même traitement que ceux des autres affections couenneuses du larynx : vomitifs et trachéotomie.

III **Traitement du croup secondaire.** —Lorsque des accidents laryngés se déclarent dans le cours d'une maladie, qu'il s'agisse d'une complication de la maladie elle-même ou d'une diphthérie intercurrente, le traitement général reste celui de la maladie première. Il n'est modifié que pour combattre les symptômes dangereux dépendant du siége de la complication. — La gravité de ces croups, leur terminaison presque constamment fatale, avait fait repousser toute intervention chirurgicale. Aujourd'hui l'expérience a montré que la trachéotomie a des chances de réussite. MM. Trousseau, Millard, Letixerant, ont guéri par ce moyen des croups secondaires. Nous croyons donc avec M. Millard que l'opération est éminemment rationnelle si le danger principal est l'asphyxie par cause mécanique.

D'ordinaire cependant les phénomènes d'asphyxie sont peu prononcés et le danger est tout dans l'état général. Nous retrouvons alors les mêmes indications que dans le croup diphthéritique infectieux.

IV. Traitement des affections couenneuses chroniques du larynx. — Il sera essentiellement local ; on pourra porter sur la muqueuse laryngée les topiques les plus divers, l'alun, le tannin, le calomel, et même de légers caustiques, la nitrate d'argent et le sulfate de cuivre. Dans les affections syphilitiques cependant, ces moyens, à en juger par ce qui se passe sur les autres muqueuses, n'auront pas un excellent effet. On s'en tiendra alors à la médication antisyphilitique ordinaire. Dans les autres espèces de croup chronique la thérapeutique variera avec l'état général du malade.

V. Traitement de l'asphyxie — Nous avons envisagé les principales médications sans trop nous préoccuper des symptômes d'asphyxie communs à toutes les formes et à toutes les espèces. Les accidents demandent un traitement semblable, et ont tous la même indication : rétablissement des fonctions respiratoires.

Les vomitifs, dont nous avons déjà noté l'excellent effet, ne suffisent pas toujours à débarrasser les voies aériennes, il faut alors recourir à des moyens plus efficaces.

Le cathétérisme laryngé, l'écouvillonnement de cet organe et de la trachée, ont été employés pour délivrer le larynx des produits étrangers et pour rétablir le passage de l'air. Ce ne sont que des palliatifs sur lesquels on ne doit pas compter et nous leur préférons la trachéotomie. Dans un cas imminent d'asphyxie, si les parents n'acceptaient pas l'opération ou si nous étions privé des instruments nécessaires, nous n'hésiterions pas à écouvillonner le larynx. Les succès obtenus par quelques médecins autorisent cette manœuvre, à laquelle, encore une fois, nous n'aurions recours que dans les cas exceptionnels.

Ce n'est plus le moment de faire l'apologie de la trachéotomie, cette conquête thérapeutique due à la révolution hardie de Bretonneau et plus peut-être au zèle infatigable de son éminent disciple M. Trousseau. Cette opération est maintenant acceptée dans tous les pays (1).

« Aujourd'hui, de l'aveu de tous (2), l'ouverture de la trachée est la seule ancre de salut dans le croup lorsque les malades paraissent dans un état désespéré, heureux quand le succès de l'opération n'est pas compromis par les traitements intempestifs qui l'ont trop souvent précédée. En dépit d'oppositions irréfléchies dont le temps a fait justice, la trachéotomie a continué de sauver dans une proportion notable des enfants voués sans elle à une mort certaine, et elle en secourrait davantage si elle était plus universellement connue des praticiens. »

Nous n'invoquerons pas ici les statistiques données, parce qu'elles n'ont pas à nos yeux l'importance qu'on leur accorde. Nous préférons nous en tenir à l'expérience des Trousseau, Blache, Bouvier, Rilliet, et de tous les médecins qui ont été à même de juger la valeur de ce moyen thérapeutique, que de baser notre opinion

---

(1) Voy. dans l'étude de M. Garnier l'état de cette question en Allemagne, en Angleterre, en Amérique, etc. (Union médic., 25 février 1864).

(2) *Des Canules et des dilatateurs employés dans l'opération de la trachéotomie* (rapport lu à l'Académie de médecine, le 23 sept. 1862, par M. Bouvier).

sur des chiffres qui ne représentent que grossièrement les faits.

Avancerions-nous beaucoup la science en disant, d'une manière sommaire, que sur 17 trachéotomies faites par nous dans des cas de croups diphthéritiques, nous avons obtenu 8 guérisons ? Pour que nos chiffres aient une valeur, il faut que les conditions de chaque opération soient connues. Nous publierons ailleurs ces observations avec les considérations qui en découlent; ici nous en avons rapporté seulement quelques-unes d'un intérêt particulier.

Le grand reproche fait à la trachéotomie, de produire la pneumonie, ne peut plus être avancé aujourd'hui, parce qu'on interprète mieux les faits. Les complications pulmonaires ne résultent pas directement de l'opération, elles sont dues à la maladie générale. M. Lallement (*loc. cit.*, p. 81) les attribue, dans certains cas, à la paralysie des nerfs pneumogastriques, et ses observations sont parfaitement concluantes. Cette opinion s'appuie de l'autorité de MM. Gubler et Laborde.

Les dangers que l'opération fait courir tiennent plus à l'opérateur qu'à l'opération elle-même. On a trop exagéré la difficulté de celle-ci : il n'est pas de praticien qui, avec du sang-froid, ne soit à même de bien la pratiquer. *Inciser sur la ligne médiane le plus près possible du cartilage cricoïde*, telle est la principale règle à suivre. Il importe aussi de bien sentir la trachée avant de l'inciser, et de ne pas se laisser tromper par une fausse sensation donnée au doigt quand on s'éloigne de la ligne médiane, par la contraction des muscles prétrachéaux. L'incision doit être d'emblée suffisante pour l'introduction de la canule ; car il est avantageux de n'avoir pas à agrandir la plaie. M Pouquet (1) a insisté avec raison sur les inconvénients des incisions multiples ; mais il exagère certainement la gravité des conséquences d'une semblable pratiqne.

La partie de l'opération qui demande le plus d'habileté et le plus de sang-froid, c'est l'introduction de la canule. L'index ne quitte pas la trachée pour servir de conducteur à un dilatateur ou à la canule, si on introduit directement celle-ci M. Pouquet a habilement fait ressortir les avantages de ce dernier procédé, qui est précieux à connaître à cause de sa simplicité. Il ne dispense cependant pas du dilatateur : celui à trois branches de M. Laborde est le plus commode. Il pare à l'inconvénient le plus fréquent, savoir : le glissement de la canule au devant de la trachée. Les objections théoriques faites à cet instrument sont démenties par les faits, et son emploi journalier à l'hôpital des Enfants a permis d'en constater l'utilité.

On introduira la plus grosse canule possible ; nous renvoyons pour le choix de celle-ci à l'ouvrage de M. Guersant (2), dans lequel nos recherches sur les dimensions de la trachée chez les enfants sont consignées. Les soins consécutifs à l'opération sont assez simples. Entourer le cou d'une cravate destinée à entretenir une atmosphère humide et tiède au devant de la canule, nettoyer fréquemment la canule interne, surveiller la plaie et la modifier, si besoin il y a, par

(1) *Considerations pratiques sur la tracheotomie dans les cds de croup*, par A Pouquet, Paris, 1863
(2) *Notice sur la chirurgie des enfants*, p. 37, Paris, 1864.

des cautérisations, alimenter l'opéré et le réconforter de toute manière; enlever la canule le plus tôt possible : telles sont les principales indications. Les thèses de nos collègues, et principalement celles de MM. Millard et Fischer (1), contiennent sur ce sujet des détails du plus haut intérêt.

M. Trousseau a montré toute l'importance qu'on doit donner à l'hygiène des opérés.

On doit opérer dès que la gêne respiratoire entrave l'hématose d'une manière continue. Ce point n'est pas toujours facile à déterminer. Généralement l'asphyxie est précédée d'accès de suffocation plus ou moins intenses, et les périodes que l'on a créées sont vraies pour tous les croups, parce qu'elles reconnaissent les mêmes causes physiologiques. Pour M. Barthez (*Lettre à Rilliet*), la première période est caractérisée par l'enrouement, de la toux rauque ou éclatante ; la seconde, par des accès de suffocation et de la dyspnée sans asphyxie: la troisième, par l'asphyxie. C'est dans la deuxième période qu'il opère le croup infectieux.

L'asphyxie avec des signes de *cyanose* : turgescence avec coloration violacée de la face, lèvres bleuâtres, yeux humides et saillants, veines du cou dilatées, sifflement laryngé, trachéal, intense, absence de murmure vésiculaire, pouls fréquent, peau couverte de sueur, anxiété extrême, est facilement reconnaissable. Il n'en est pas de même de l'*asphyxie latente* dans laquelle la face est livide, les lèvres pâles et marbrées ou violettes, les yeux éteints, le corps froid, recouvert d'une

(2) *Des Soins consécutifs à la trachéotomie*, par P. Fischer, Paris, 1863.

sueur visqueuse et dans une résolution complète (1).
Les médecins les plus autorisés déclarent ne pas distinguer cette forme de l'intoxication diphthéritique.
La découverte d'un signe pathognomonique de l'asphyxie était donc des plus désirables. M. Bouchut crut
l'avoir trouvé dans l'*anesthésie*. Malheureusement la
clinique a récusé la valeur de l'anesthésie comme indication formelle, parce que, d'une part, elle peut être
la conséquence de l'intoxication, et que, d'autre part,
elle n'est pas constante dans l'asphyxie. Nous ne nous
expliquons pas ce contraste entre les résultats de la
clinique et ceux de la physiologie expérimentale.
Faut-il l'attribuer, comme M. Duhomme (2), au plus
ou moins de rapidité avec laquelle l'asphyxie atteint
son maximum d'intensité? Nous croyons plutôt que
cela tient à la difficulté de constater la diminution de
la sensibilité tégumentaire chez les enfants. Nous
avons opéré des enfants dans l'anesthésie la plus
complète et sans qu'il s'écoulât une goutte de sang
pendant l'opération. Mais nous avons opéré aussi,
avec l'approbation de notre chef de service et celle
de nos collègues, des enfants qui retiraient leurs
jambes quand on les pinçait, et qui se débattaient
sous le bistouri. Ces enfants asphyxiaient cependant,
la cyanose était caractéristique, et le bien-être qui
suivait l'opération ne laissait aucun doute.

L'anesthésie donc (signalée il y a dix-huit cents ans
par Arétée, et physiologiquement expliquée par Hux-

(1) Lettre des internes de l'hôpital des Enfants à M. Bouvier
(*Bullet de l'Acad de med* , t XXIV, p 201).
(2) *De la Trachéotomie* (these de 1859, p. 24)

ham dès la première moitié du dernier siècle, suivant M. Gubler), l'anesthésie n'est pas un signe suffisant chez les sujets qui ne peuvent rendre compte de leurs sensations.

M. Faure (1) trouve la mesure de la situation générale de l'asphyxié dans l'état du cœur et celui des pupilles. Celles-ci commencent à se dilater dès que l'asphyxie a manifesté son envahissement dans l'économie par l'apparition de l'anesthésie, et vont en se dilatant tant que la respiration normale n'est pas rétablie. La mort n'a jamais lieu que lorsqu'elles ont acquis leur plus grand diamètre depuis quelques instants. Ce signe n'est pas assez connu, et nous croyons utile d'attirer sur lui l'attention des médecins. M. Laborde, dont on connaît le talent d'observation, a constaté cette dilatation dans toutes les affections des voies aériennes compliquées de gêne respiratoire.

Les contre-indications de la trachéotomie ne sont pas nombreuses. On devra toujours agir lorsque l'asphyxie laryngée sera prédominante. L'âge n'est plus une contre-indication absolue; il faut savoir cependant que chez les enfants à la mamelle et chez les adultes, la trachéotomie ne compte que de rares succès. Chez l'adulte, cela vient de ce que la diphthérie a déjà atteint les ramifications bronchiques quand l'asphyxie se prononce (Trousseau); chez les très-jeunes sujets, de la difficulté de l'opération et du peu de résistance vitale des petits malades.

Deux de nos trachéotomies sur des enfants de moins

(1) *Des Caractères généraux de l'asphyxie et en particulier de l'anesthésie*, par le Dr Faure (*Archives gén. de méd*, t I, p. 550, 1856).

de 2 ans ont été couronnées de succès ; dans une troisième opération, l'enfant, âgé de 20 mois, allaît très-
bien le cinquième jour, quand un accident regrettable produit par la réintroduction de la canule,
amena de graves complications, l'enfant mourut le
huitieme jour.

Observation. (Résumé.) S..,. (Jean), rue du Cloître-Saint-
Méry, n° 1, 22 mois, apporté, le 26 décembre 1863, à l'hôpital
des Enfants, service de M. Bouvier, salle Saint-Jean. Dyspnée
continue, tirage prononcé, voix éteinte, malade depuis plusieurs jours ; trachéotomie par M. Morax, soulagement immé-
diat ; la canule est enlevée le huitième jour. Le petit malade
sort le 8 janvier en bonne voie de guérison. Il a la rougeole
dans le courant de janvier ; en février, fluxion de poitrine. Le
19 juillet, l'enfant est en parfaite sante.

Observation. (Resumé.) G..... (Maximilien), 20 mois et demi,
boulevard de Belleville, n° 8, malade depuis le 18 janvier
1864 ; une semaine avant il était dans un village où régnait
le croup. Le médecin diagnostique angine couenneuse. Le
20, toux rauque, accès de suffocation. Le 22, on apporte
l'enfant à l'hôpital Necker, service de M. Vernois ; accès de
suffocation très-fréquents, tirage, sifflement laryngé, absence
de murmure vésiculaire, cyanose; fausses membranes dans le
pharynx; trachéotomie par M. Morax ; introduction difficile
de la canule; rejet de deux fausses membranes de près d'un
centimètre de longueur, peu larges; l'enfant reste quelques
instants à revenir à lui ; cinq heures après, excellent état, l'enfant a teté. Le 23, bon état; le 24, bronchite; le 25, changement de canule, état général satisfaisant. Le 29, ablation de la
canule. Le 30, plaie resserrée, respiration normale; sort le
31. Le 17 février, l'enfant va très-bien, il mange, n'a conservé
qu'une légère toux.

Nous ne pouvons nous occuper des accidents consécutifs qui ne réclament d'autres moyens que ceux de
outes les convalescences : régime réparateur, toniques,

vins , quinquina , ferrugineux ; hydrothérapie, bains
sufureux, bains de mer, etc.

Les accidents laryngés dus à la paralysie des muscles seront combattus par des moyens variés ; le passage des aliments dans le larynx: par des aliments
demi-solides, l'emploi de la sonde œsophagienne ; le
altérations de la voix, par l'électricité ; l'impossibilité
d'enlever la canule, par l'emploi de l'ingénieuse canule de M. Laborde (1).

(1) Voir sa description dans le *Bulletin de thérapeutique*, 1863

FIN

TABLE DES MATIÈRES

Introduction 7

Considérations générales 11

Affections couenneuses du larynx produites expérimenta-
lement. 18

Affections couenneuses aiguës non diphthéritiques du
larynx............. 22

Affection pseudo-membraneuse du larynx dans la diphthérie...... 54

Valeur des symptômes........................ 67

Valeur des lésions.... 86

Preuves d'identité tirées de la contagion............. 97

Affections couenneuses du larynx dans la scarlatine.... 103

— — — rougeole..... 108

— — — l'érysipèle... 111

— — — les cachexies... 114

Affections chroniques........................... 118

— syphilitiques..... 126

Affection couenneuse du larynx chez les animaux. 132

Diagnostic.......................... ... 134

Traitement............................. ... 137

A Parent, imprimeur de la Faculté de Médecine de Paris, rue Monsieur le Prince, 31

DE LA LIBRAIRIE ADRIEN DELAHAYE

DOLBEAU, docteur en médecine professeur agrégé a la Faculté de médecine de Paris, chirurgien de l hospice des Enfants assistés, etc **Traité pratique de la pierre dans la vessie,** 1 vol in 8 orné de figures dans le texte   7 fr

ESTRADÈRE, médecin consultant de Bagnères de Luchon **Du massage, son historique, ses manipulations, ses effets physiologiques et thérapeutiques** 1 vol in-8   3 fr 50

FOLIN, docteur en médecine professeur agrégé a la Faculté de médecine de Paris, chirurgien de l hopital du Midi etc **Leçons sur l'exploration de l'œil** et en particulier sur les applications de l'ophthalmoscope au diagnostic des maladies des yeux, rédigées et publiées par L Thomas, interne des hôpitaux, revues par le professeur Ouvrage orné de 70 figures dans le texte et de 2 planches coloriées, 1 vol in-8   7 fr

FORT, docteur en médecine ancien interne des hopitaux etc **Traité élémentaire d histologie,** 1 vol in 8   5 fr 50

GRAVES **Leçons de clinique médicale,** précédées d une introduction de M le professeur Trousseau ouvrage traduit et annoté par le docteur Jaccoud professeur agrégé médecin des hopitaux de Paris, 2 vol in 8 2e édition, revue et corrigée   20 fr

GUÉRIN (A), docteur en médecine, chirurgien de l hôpital de Lourcine, etc **Maladies des organes génitaux externes de la femme,** leçons professées à l hopital de Lourcine, 1 vol in 8   7 fr

HICGUET **De la méthode substitutive,** ou de la cautérisation appliquée au traitement de l uréthrite aiguë et chronique, 1 vol in 8   3 fr 50

HORION, docteur en médecine ancien chef de clinique, etc **Des rétentions d urine ou pathologie spéciale des organes urinaires** au point de vue de la rétention 1 vol in 8   6 fr

MALGAIGNE (J F), professeur de médecine opératoire, chirurgien de l'hôpital de la Charité etc **Leçons d'orthopédie,** recueillies et publiées par MM les docteurs Félix Guyon et F Panas prosecteurs de la Faculté de médecine de Paris revues et approuvées par le professeur, 1 vol in 8 avec cinq planches des sinees par Léveillé   6 fr 50

MAREY docteur en médecine ancien interne des hôpitaux de Paris, lauréat de l Institut et de la Faculté de médecine, etc **Physiologie médicale de la circulation du sang,** basée sur l étude graphique des mouvements du cœur et du pouls artériel, avec application aux maladies de l appareil circulatoire 1 vol in 8 accompagné de 235 figures   10 fr

MATTEI, professeur libre d'accouchements, à Paris **Clinique obstétricale,** ou Recueil d observations et statistique, 4 vol in 8 Chaque volume contient cent observations détaillées et leur statistique Prix des quatre vol   16 fr

NODET docteur en médecine ancien interne de l Antiquaille (hopital des vénériens), etc **Études cliniques et expérimentales** sur les diverses espèces de chancres et particulierement sur le chancre mixte précédées d une Lettre d introduction de M le Dr Rollet, chirurgien en chef de l Antiquaille de Lyon 2e édition in 8   2 fr

www.ingramcontent.com/pod-product-compliance
Ingram Content Group UK Ltd.
Pitfield, Milton Keynes, MK11 3LW, UK
UKHW022350090726
13658UKWH00002B/565